フレイルを防ぐ 健康長寿食＆高たんぱくレシピ

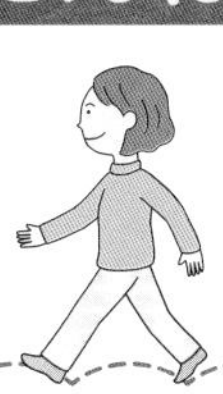

一生スタスタ歩きたいなら、たんぱく質をとりなさい

監修 飯島勝矢
東京大学 高齢社会総合研究機構 機構長
東京大学 未来ビジョン研究センター 教授
医師・医学博士

料理 岩﨑啓子
料理研究家
管理栄養士

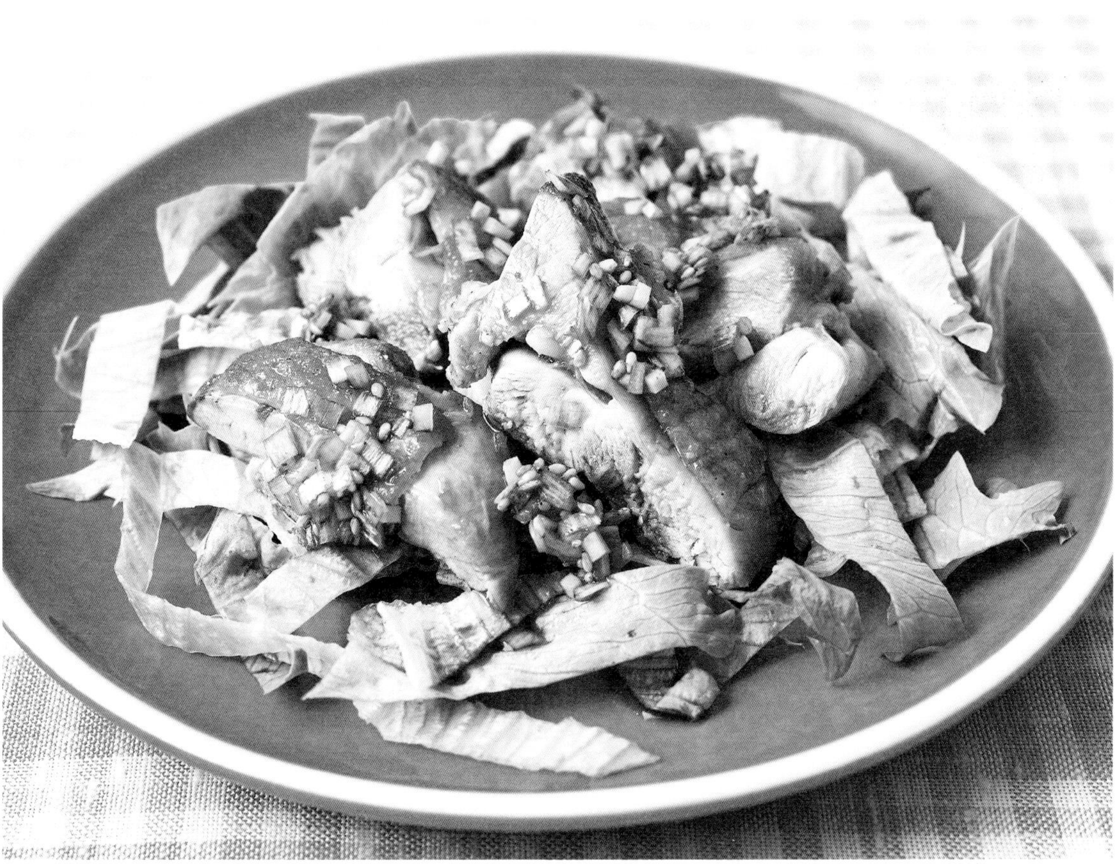

Gakken

はじめに

おいしく食べて、「健康寿命」を延ばしましょう

「フレイル」という概念を、みなさんはご存じでしょうか。

フレイルとは、心と体の活力が低下した状態、虚弱状態のことで、「健康」と「要介護」の間に位置します。フレイルの進行をくいとめれば、要介護状態にならず、健康な状態に戻ることができます。

わたしたちは、誰もが「死ぬまで健康でいたい」と願っています。フレイル予防には、「食事」「運動」「社会参加」の３つが重要ですが、ポストコロナの時代といわれる昨今、外出を控えるシニアも多く、以前よりも気軽に運動することや社会参加がむずかしくなってきています。

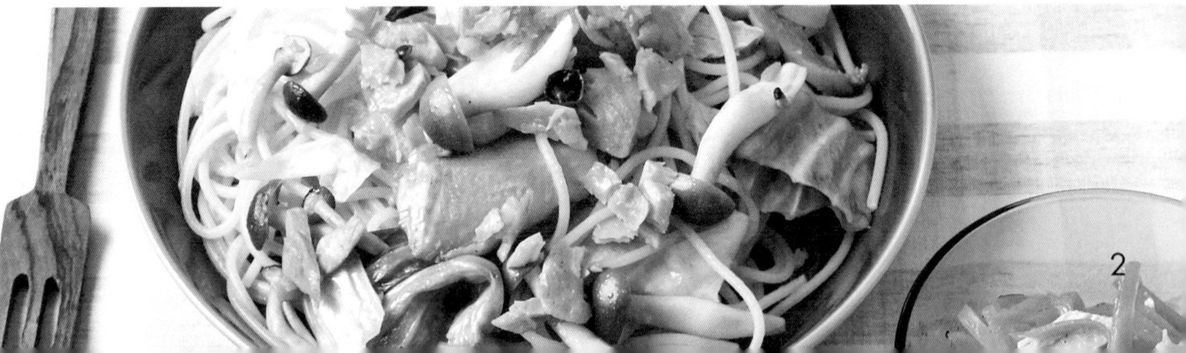

そこで、この本では、主に「食事からのフレイル予防」に着目し、たんぱく質がたっぷりとれて、しかも嚙む・飲み込む力を鍛えることで老化を防げる簡単レシピを紹介しています。

近年とくにシニアのたんぱく質の摂取量不足が懸念されています。肉や魚など、たんぱく質を多く含むものを食べていないわけではないのですが、絶対量として少ないのが現状です。

中年期までは、食事からとったたんぱく質は、ほぼ体づくりに使われ、それなりに筋肉になります。しかし、シニアになると、食が細くなったり、これまでと同じ量のたんぱく質をとっても筋肉をつくる効率が悪くなったりするため、衰えてしまうことに。

一生、自分の足でスタスタ歩ける体をつくるには、筋肉のもととなるたんぱく質が必要不可欠です。この本で紹介する健康長寿レシピが、いつまでも元気でいるための手助けになれば幸いです。

東京大学 高齢社会総合研究機構 機構長
飯島 勝矢

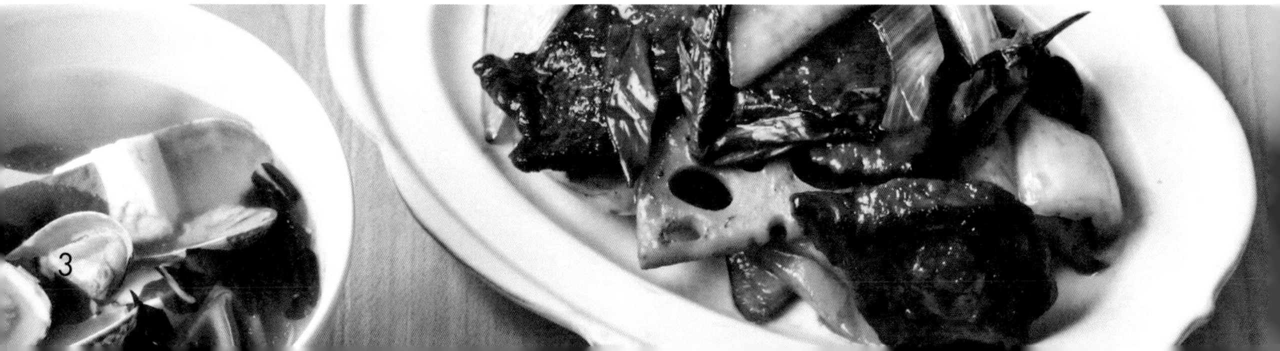

Contents

3章 魚介のレシピ

DHAとEPAも豊富で血液サラサラに

4章 大豆・大豆製品のレシピ

植物性たんぱく質もバランスよく

5章 卵・乳製品のレシピ

肉や魚介のおかずといっしょに

本書のレシピの見方・使い方

この本では、フレイル予防のためにたんぱく質をしっかりとるポイントと、簡単レシピを紹介しています。

朝・昼・夕、いつ食べるのがおすすめかマークで表示

たんぱく質は１日３食バランスよくとることが大事。いつ食べるのがおすすめなのかを、マークで表示しています。「作りおき可」のマークがあるレシピは、冷蔵で２～３日保存可能です。

材料は1人分と2人分を表示

ライフスタイルに合わせて作りやすいよう、材料の分量は１人分と２人分それぞれを表示しています。

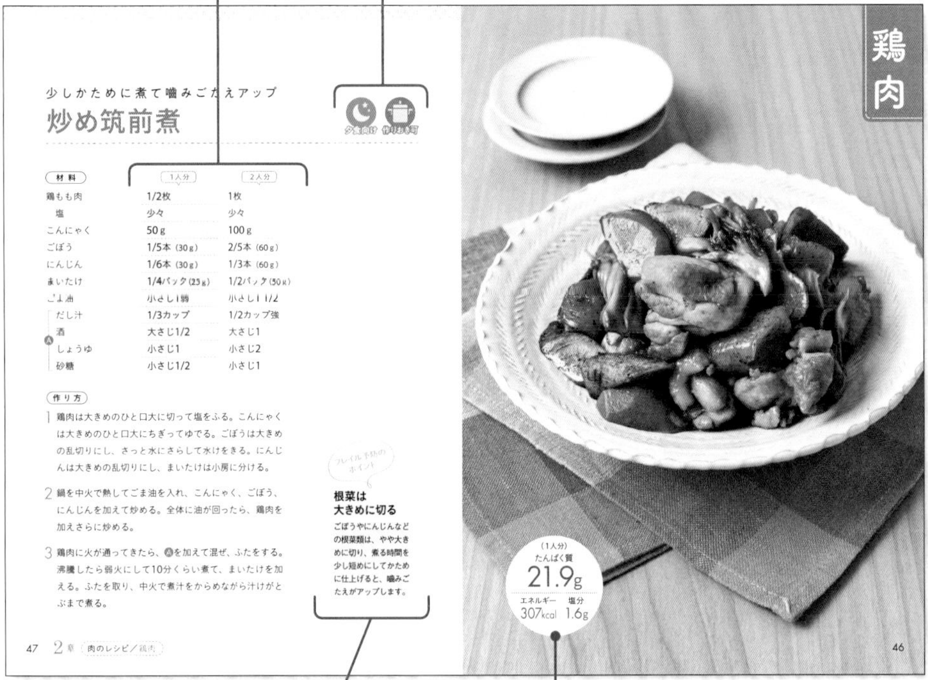

少しかためにに煮て噛みごたえアップ

炒め筑前煮

夕食向け　作りおき可

材料	1人分	2人分
鶏もも肉	1/2枚	1枚
塩	少々	少々
こんにゃく	50g	100g
ごぼう	1/5本（30g）	2/5本（60g）
にんじん	1/6本（30g）	1/3本（60g）
まいたけ	1/4パック（25g）	1/2パック（50g）
ごま油	小さじ1弱	小さじ1 1/2
Ⓐだし汁	1/3カップ	1/2カップ強
Ⓐ酒	大さじ1/2	大さじ1
Ⓐしょうゆ	小さじ1	小さじ2
Ⓐ砂糖	小さじ1/2	小さじ1

作り方

1 鶏肉は大きめのひと口大に切って塩をふる。こんにゃくは大きめのひと口大にちぎってゆでる。ごぼうは大きめの乱切りにし、さっと水にさらして水けをきる。にんじんは大きめの乱切りにし、まいたけは小房に分ける。

2 鍋を中火で熱してごま油を入れ、こんにゃく、ごぼう、にんじんを加えて炒める。全体に油が回ったら、鶏肉を加えさらに炒める。

3 鶏肉に火が通ってきたら、Ⓐを加えて混ぜ、ふたをする。沸騰したら弱火にして10分くらい煮て、まいたけを加える。ふたを取り、中火で煮汁をからめながら汁けがとぶまで煮る。

フレイル予防のポイント

根菜は大きめに切る

ごぼうやにんじんなどの根菜類は、やや大きめに切り、煮る時間を少し短めにしてかために仕上げると、噛みごたえがアップします。

47　2章　肉のレシピ／鶏肉

鶏肉

（1人分）たんぱく質 21.9g
エネルギー 307kcal　塩分 1.6g

46

フレイル予防のポイントを紹介

フレイル予防に役立つ、調理法や食べ方のポイントを紹介しています。

1人分の栄養価を表示

１人分のたんぱく質量、エネルギー量、塩分量を示しています。

レシピについて

◎この本の料理写真は、１人分を目安に盛りつけています。

◎材料の分量の「ひとつまみ」は親指、人さし指、中指の指３本でつまんだ量（約小さじ1/5）、「少々」は親指と人さし指の指２本でつまんだ量（約小さじ1/8）です。

◎計量の単位は、小さじ１＝5㎖、大さじ１＝15㎖、１カップ200㎖です。

◎しょうゆは濃口しょうゆ、みそは辛口みそを使っています。

◎卵はＬサイズを使用しています。

◎だし汁は昆布とかつお節でとったものを使用しています。市販のだしの素を使う場合は、味をみながら塩分を調整してください。

◎作り方の表記では、野菜を「洗う」「皮をむく」などの食材の下処理は省略しています。

◎電子レンジの加熱時間は600Wの場合を基準にしています。500Wの場合は1.2倍、700Wの場合は0.8倍の時間を目安に加熱してください。

◎電子レンジやオーブントースターなどは機種によって違いがあります。それぞれの説明書通りに使用してください。

◎各レシピの栄養価は「日本食品標準成分表2020年版（八訂）」をもとに算出しています。

1章

一生スタスタ歩くには毎日の食事が大事

1日3食の食事は、健康な体をつくる源。一生健康でいるためには、年齢を重ねるにつれて食事のとり方を変えていく必要があります。まずは、どのように食事をするのがよいかを解説します。

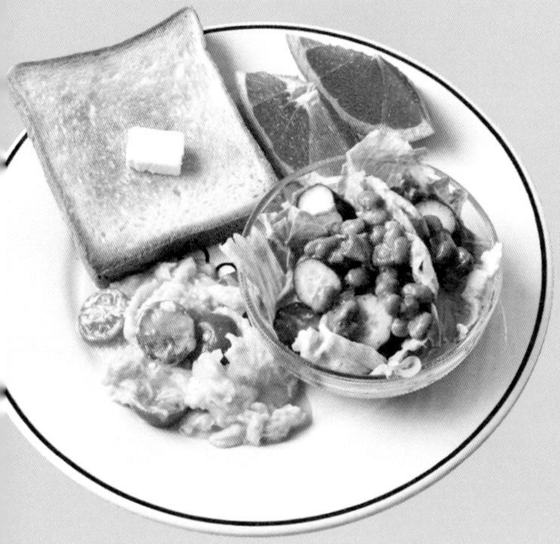

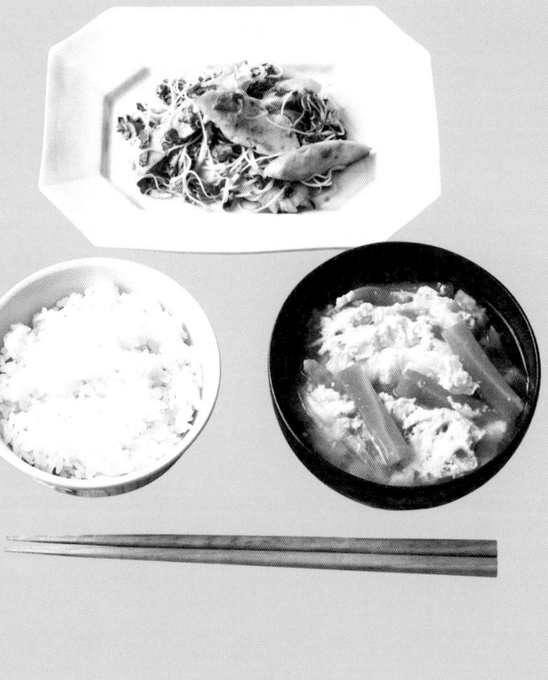

フレイルとは、年齢とともに心身の活力が低下すること

一生スタスタ歩くにはまず生活習慣を見直すこと

人間は誰しも、加齢とともに心と体が老いていきます。多くの人は、健康な状態からいきなり要介護状態になるのではなく、左ページ図のように、ゆるやかな段階を経て心身の機能が衰えていきます。

でも、できることなら要介護状態にならず、健康で一生スタスタ歩きたいと誰もが思っているのも事実。そのためには、**フレイルの一歩前のちょっとした衰え（プレフレイルの状態）に気づき、これまでの生活習慣を見直す**ことが必要です。そうすれば、フレイルの進行を止め、健康な状態に戻ることも可能です。要介護状態になってからでは、その前の状態に戻ることは簡単ではありません。

健康寿命を延ばすためにもフレイル予防は必要

そもそもフレイルとは、どういう状態を指すのでしょうか。

フレイルとは、加齢とともに筋力や認知機能、社会とのつながりを含む心と体の活力が低下した状態を指すことばで、「虚弱」という意味の英語〝フレイルティ〟が語源とされています。２０１４年に日本老年医学会が提唱しました。

また、数年前から「健康寿命」ということばを耳にするようになりました。これは、自立して元気に日常生活を送れる期間のことで、生まれてから死ぬまでの寿命とはちがいます。健康寿命は、平均寿

心と体が老いていく流れ

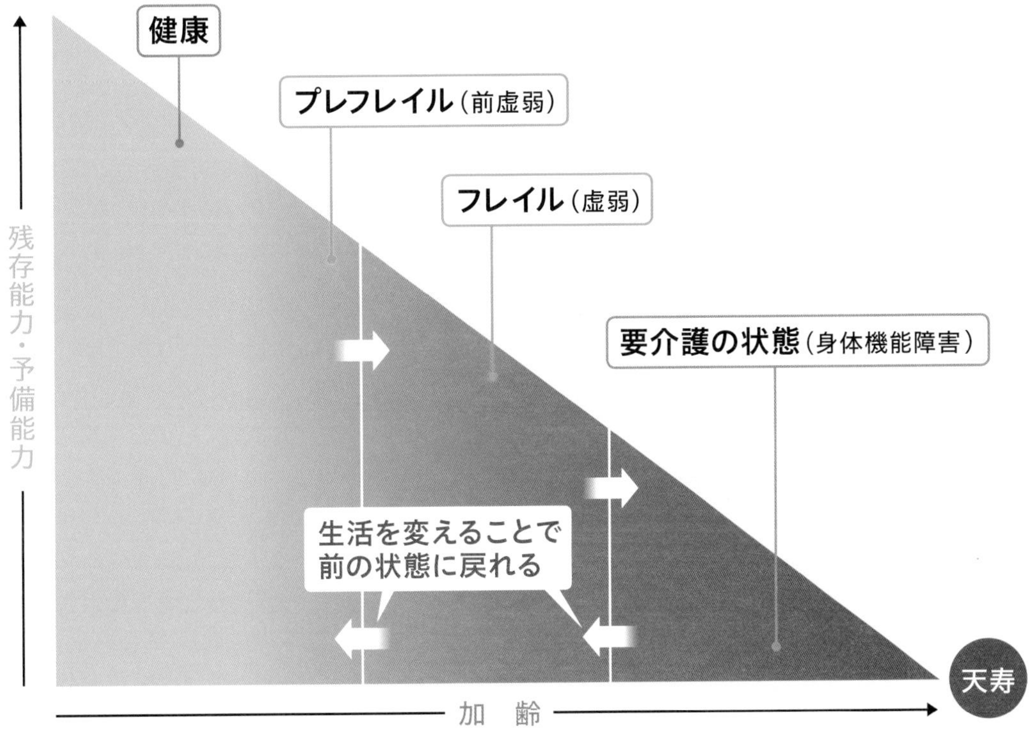

フレイルは、健康と要介護の状態のちょうど中間地点にあたる。「プレフレイル」「フレイル」の段階で衰えに気づき、生活を変えていくと、「健康」の状態に戻れる可能性がある。

＜東京大学高齢社会総合研究機構・飯島勝矢　作図／葛谷雅文．日老医誌 46:279-285,2009 より引用改変＞

命より男性は約9年、女性は約12年短いことがわかっています。**健康寿命と平均寿命の差をできるだけ短くするためにも、フレイルを予防する**ことが必要なのです。

日本は、すでに国民のおよそ4人に1人以上が65歳以上の高齢者[*]で、「高齢化先進国」でもあります。しかも、高齢者人口は今後どんどん増え続けます。

シニアになれば、筋力や体力は少しずつ低下していきます。その低下の速度を少しでも遅らせるためにも、そしていつまでも元気でおいしいものを食べて、行きたいところへ出かけて、家族や友人たちと楽しく暮らすためにも、早いうちからフレイル予防をすることが大切です。

＊総務省統計局「令和２年人口推計」より

フレイル予防は三位一体で

食事

たんぱく質を中心に、ビタミン、ミネラルなどもバランスよく食べる。たんぱく質は肉や魚などの主菜だけでなく、ごはんやパンなどの主食からもとる。

運動

これまで運動をしていた人は、それをできる限り継続する。運動の習慣がなかった人は、ライフスタイルに合わせて、趣味を生かしながら、1日 8000 歩を目指す。

社会参加

人と話をしながら食事をする、地域の活動に参加するなど、周囲の人と交流をもつことは、体を動かすことや脳の活性化にもつながる。

死ぬまで元気でいるために必要なことは？

年齢を重ねても、それまでと同じような生活を送るためには、**「しっかり食事をとる」「運動する」「社会とのつながりをもつ（社会参加）」の三位一体が重要**です。ひとつでも欠けていてはダメで、この3つのバランスがとれていれば、フレイルの予防や改善につながることがわかっています。

「食事」は生きる源です。ひとり（孤食《こしょく》）より、誰かと一緒（共食《きょうしょく》）のほうが楽しくおいしく感じられて、質や量が改善されます。また、「社会参加」によって人と触れ合い、活動することは「運動」にもなり、心と体に刺激が得られます。

そして、「運動」で体を動かすには、筋肉が必要です。筋肉を維持するにはバランスのよい「食事」が大切です。

このように、フレイル予防に大切な「食事」「運動」「社会参加」は、密接な関係にあります。

筋肉量をキープすることがフレイル予防につながる

筋肉量は20歳代を頂点に1年に1%ずつ減っていくといわれています。また、筋肉は、脳とも深いかかわりがあります。筋肉が少なくなってくると、脳がうまく働かなくなり、認知機能が衰えてくることもあるのです。

積極的に社会とかかわり、毎日おいしいものを食べるためにも、歩いたり運動したりして、筋肉量をキープすることが大事です。これがフレイル予防になります。

筋肉の合成にはたんぱく質が不可欠

筋肉の合成に、たんぱく質は必要不可欠な栄養素です。ただし、たんぱく質は体内でキープしておくことができないため、一度にたくさん食べても、効果的に活用されません。

また、たんぱく質の摂取にムラがあると、筋肉が合成されないだけでなく、筋肉が分解されてしまい、筋肉量が低下することもあります。そのため、**1日3食まんべんなくたんぱく質をとる**ことが大切なのです。

シニアになると、食欲が落ちて食事量が減ってきます。健康のためによかれと思って、肉や脂っこいものを避ける傾向もあります。

最近では、健康のために、やせたほうがよいと考えて、ごはんやパンなどの主食を避ける糖質制限をしている人も多いようです。ところが、極端に糖質を制限すると、栄養のバランスが崩れるため、いくらたんぱく質をとって運動をしても筋肉にはなりません。

一方、たんぱく質ばかりを意識しすぎると、ビタミンやミネラルが不足する可能性も。ビタミンDには筋肉の合成を促す役割があります。ごはんやパンなどの主食、野菜やフルーツなども取り入れ、栄養のバランスを整えましょう。

あなたは大丈夫？
フレイルチェックをしてみよう

フレイルとサルコペニアはきってもきれない関係

フレイルの原因のひとつにサルコペニアがあります。**サルコペニアとは、加齢によって筋肉が減少した状態**のこと。筋肉が減少すると、運動したり、外出したりすることがおっくうになり、転びやすくなります。また、かたいものが噛みにくくなったりもします。手足だけでなく、口の周りなど全身の筋肉が減るためです。

ロコモティブシンドローム（ロコモ）も、フレイルの原因のひとつとされています。ロコモは、立ったり座ったり歩いたりするための運動器機能が低下した状態。運動器の故障は、要支援や要介護の原因のトップにもなっています。

たとえば定年を迎えると、自由な時間がもてるようになり、はじめは楽しく出かけますが、だんだん出歩かなくなり、サルコペニアやロコモになる人がいます。体を動かさないと、おなかが空かないため、食べる量も減ります。すると、より筋肉量が減り、口の周りの筋肉も衰えて、噛みごたえがあるものが苦手になってしまいます。やわらかいものばかりを食べるようになると、栄養が偏り、フレイルになっていくのです。

そうならないために、サルコペニアの危険度を左ページの「指輪っかテスト」でセルフチェックしてみましょう。そのうえで、p.14の「イレブンチェック」で、フレイルの危険度を調べてください。

セルフチェック❶ サルコペニアの危険度がわかる

指輪っかテスト

指で輪っかをつくり、ふくらはぎを囲むと、どうなりますか？

1

両手の親指と
人さし指で
輪っかをつくる。

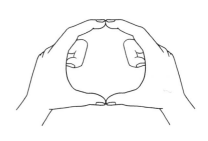

2

利き足ではないほうの
ふくらはぎの、
いちばん太い部分を
力を入れずに軽く囲む。

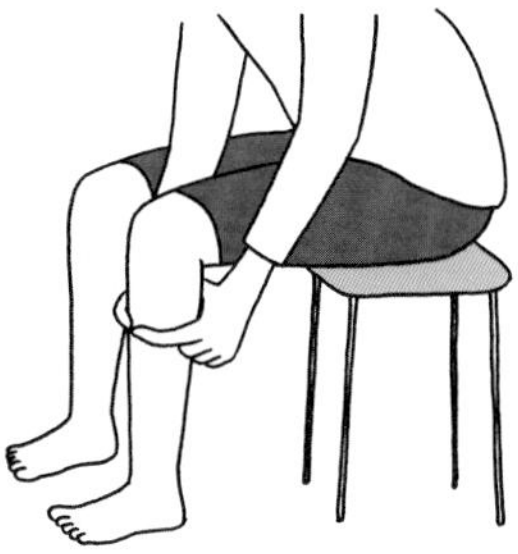

あなたはどれ？

ふくらはぎが
囲めない

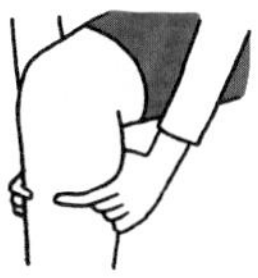

ふくらはぎが
ちょうど囲める

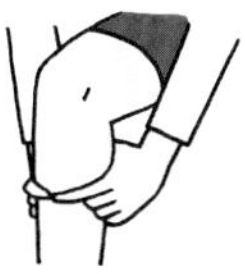

ふくらはぎと指の間に
すき間ができる

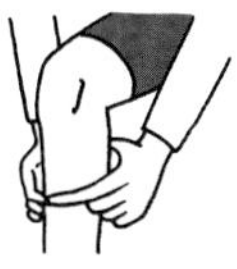

低　サルコペニアの危険度　高

サルコペニアの危険度が高いほど、転倒や骨折などのさまざまなリスクが高まります。
ふくらはぎが「囲めない」「ちょうど囲める」人は、筋肉量が足りている可能性が高く、
「すき間ができる」人は、筋肉量が少ない状態であるサルコペニアの可能性があります。

セルフチェック❷ ＼フレイルの危険度がわかる／

イレブンチェック

以下のそれぞれの質問に対して、当てはまると思うほうを丸で囲んでください。
4、8、11は、「はい」と「いいえ」の位置が
ほかと逆になっているので、気をつけてください。

栄養	1	ほぼ同じ年齢の同性と比較して、健康に気をつけた食事を心がけている。	はい	いいえ
栄養	2	野菜の副菜と、肉か魚、大豆製品、卵の主菜を両方とも、毎日2回以上は食べている。	はい	いいえ
口腔	3	「さきいか」「たくあん」くらいのかたさの食品を普通に嚙み切れる。	はい	いいえ
口腔	4	お茶や汁物でむせることがある。	いいえ	はい
運動	5	1回30分以上の汗をかく運動を週2回以上、1年以上実施している。	はい	いいえ
運動	6	日常生活において歩行または同等の身体活動を1日1時間以上実施している。	はい	いいえ
運動	7	ほぼ同じ年齢の同性と比較して、歩く速度が速いと思う。	はい	いいえ
社会性・心	8	昨年と比べて外出の回数が減った。	いいえ	はい
社会性・心	9	1日1回以上は、誰かと一緒に食事をしている。	はい	いいえ
社会性・心	10	自分は活気にあふれていると思う。	はい	いいえ
社会性・心	11	何よりもまず、もの忘れが気になる。	いいえ	はい

判定

右側の欄についた丸の数で判定します

0～2個…正常群

3～4個…プレフレイルの可能性

5個以上…フレイルの可能性が高い

各質問の解説は次のページで！

解説

11の質問について、詳しく見ていきましょう。

栄養

1 食事のバランス

「いいえ」に○をつけた人は、食事のバランスが偏っているかもしれません。いろいろな種類の食材をバランスよく食べることを意識するとよいでしょう（→p.24）。

2 たんぱく質の摂取量

「いいえ」の場合、たんぱく質の摂取量が足りないかも。主菜に多いたんぱく質は、筋肉量をキープするために大切。野菜には、そのたんぱく質の吸収を助ける働きがあります。

口腔

3 かたいものを噛む力

「いいえ」の場合は、噛む力や口の周りの筋肉が弱くなっている可能性が。口の周りの筋肉を鍛えましょう（→p.98）。「はい」の人も、よく噛むくせをつけましょう（→p.26）。

4 飲み込む力

「はい」の場合は、飲み込む力が低下し、誤嚥《ごえん》につながることも。「パ・タ・カ・ラ体操」などで口の周りの筋肉を鍛えましょう（→p.98）。

運動

5 健康のための運動

「いいえ」の場合は、運動を日課にするよう心がけましょう。質問にある「1回30分以上、汗をかく運動を週２回以上」は、健康のために推奨されている運動量です。これを目安に続けてください。

6 日常生活で歩く量

「いいえ」の場合は、少し活動量を増やしましょう。日常的に歩くこと、動くことを意識します。スーパーマーケットへ日用品を買いに行くために歩くなど、目的のために歩くことがおすすめです。

7 歩く速度

歩く速度は、健康のバロメーターのひとつ。気がついたら友人より歩くスピードが遅くなっていた、という人は要注意。「いいえ」の場合は、とくに足腰に筋肉をつけるようにしましょう。

社会性・心

8 外出の回数

感染症予防のため、外出を控えている人もいるかもしれませんが、外出の回数は社会参加に比例します。できるだけ密を避けながら、外に出る機会を増やしましょう。

9 食事の環境

ひとりではなく、誰かと一緒に食事をすることで、社会とつながり、心が満たされます。ひとり暮らしの人も誰かとごはんを食べる機会を増やすよう意識してみましょう。

10 心と体の健康度

「いいえ」の場合は、心と体が少し疲れているのかもしれません。できるだけストレスをためず、自分の好きなこと、できそうなことを続けていき、元気を取り戻しましょう。

11 もの忘れ

「はい」の場合は、社会参加を通じて、新しいチャレンジを生活の中に取り入れ、日々の生活の質を底上げしていきましょう。

健康寿命を延ばすためには「やせ」に要注意！

中年期はメタボ対策で生活習慣病を予防

「太りすぎに注意」「メタボ（メタボリックシンドローム）にならないように」と言われ、若いときからずっと肥満やおなか周りを気にしてきた人は多いと思います。確かに肥満やメタボは、高血圧や糖尿病、腎臓病、脂質異常症、心疾患など生活習慣病の原因のひとつですから、気をつけなければなりません。とくに40歳を超えたら、栄養バランスを考え、肥満にならないようにエネルギーのとりすぎに気をつける必要があります。

65歳くらいから フレイル対策にギアチェンジ

しかし、60歳を超えたあたりからは、少しずつその考え方を改め、エネルギーが不足しないように注意する必要が出てきます。なぜなら、加齢によって筋肉をつくる効率が悪くなるからです。たとえば若い人と同じ量のステーキを食べ

年齢とともに食生活を変えていこう

メタボ予防を！
40〜65歳
食べすぎやエネルギーのとりすぎに気をつけて、メタボを予防する。

ギアチェンジ！
65〜75歳
エネルギーをとりすぎている人と、低栄養に気をつけたほうがよい人がいるので、個別に対応する。

フレイル予防を！
75歳以上
たんぱく質を中心にバランスよく栄養をとり、フレイルを予防する。

ても、シニアになると、なかなか太れないのは、そのためです。つまり、**筋肉量をキープするためには、60歳を超えたら、これまでより多くのたんぱく質をとらなければならない**のです。

健康のために「エネルギー摂取量を制限する」という考えから、むしろ「エネルギーを積極的にとる」という考え方にギアチェンジし、たんぱく質をはじめとする栄養をしっかりとってフレイル対策を始めましょう。

「やせ」より「小太り」のほうが長寿？

若いときから健康診断を受けていると、ＢＭＩの数値が目に入ってくることがあると思います。ＢＭＩとは「ボディ・マス・インデックス」の略で、肥満かどうかがわかる体格指数を表し、国際的な指標となっています。日本では、ＢＭＩの数値は22が推奨されています。自分の身長と体重から簡単に計算できるので、自分のＢＭＩがわからない人は、下表を見ながら計算してみましょう。その数値を肥満判定基準に当てはめると、今の自分が肥満かどうかがわかります。「ＢＭＩが25を超えたら肥満だからやせなくちゃ」とか「ＢＭＩは低いほうがよいらしい」と思っている人も多いでしょう。確かにＢＭＩの数値が高くなれば、メタボをはじめ、さまざまな生活習慣病や重篤な病気につながることもあります。ただし、それは中年期

自分の BMI を計算してみよう

自分の体重と身長から BMI が計算できます。今の自分の BMI を知っておきましょう。

体重 [　　kg] ÷（身長 [　.　m] × 身長 [　.　m]）＝ BMI [　　]

たとえば　体重 60kg、身長 165cm の人なら　60 ÷ (1.65 × 1.65) = 22.0

肥満判定基準
（日本肥満学会）

BMI（kg/㎡）	判定
<18.5	低体重
18.5 ≦～< 25	普通体重
25 ≦～<30	肥満（1度）
30 ≦～<35	肥満（2度）
35 ≦～<40	肥満（3度）
40 ≦	肥満（4度）

65歳以上はやせているほうが死亡率が高い！

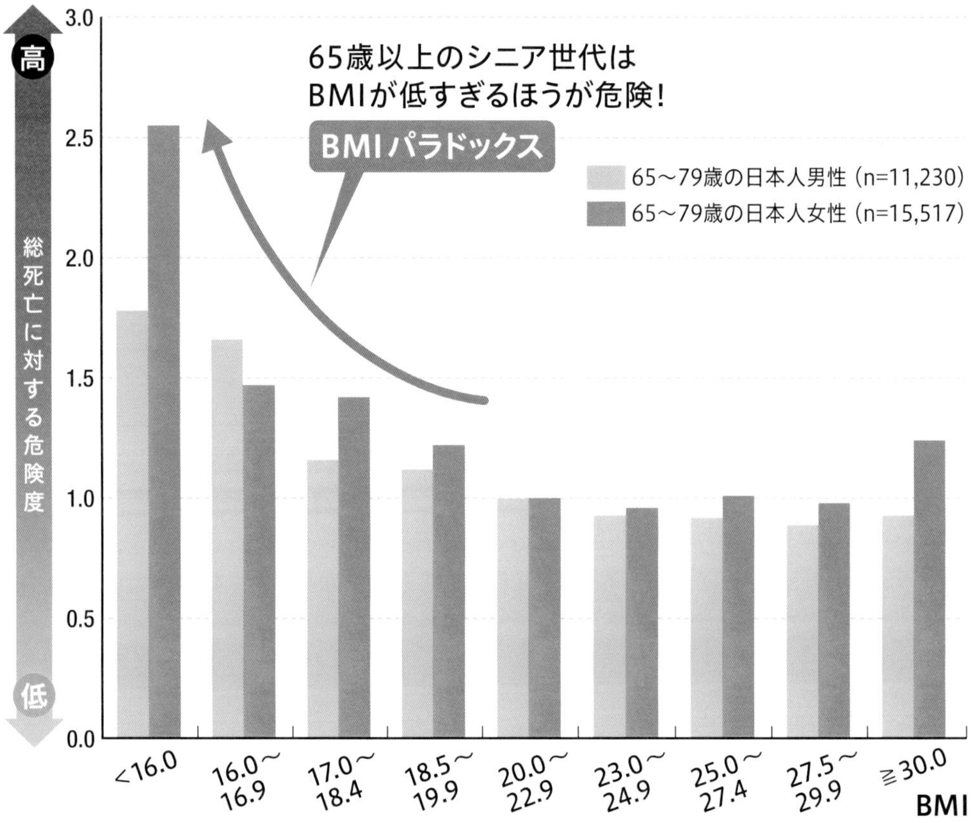

<Tamakoshi Aら.Obesity(Silver Spring). 2010 Feb;18(2):362-9 より引用改変>

までのこと。65歳あたりからは、その認識が当てはまらないことがあるのです。

65歳から79歳の日本人、約2万7000人のBMIと死亡率を調べたデータがあります（上グラフ参照）。11年間にわたり追跡したところ、もっとも病気にかかりにくいとされるBMI20〜23を基準にした場合、23以上になると男性の死亡率はやや低くなり、女性は基準とさほど変わりがありません。女性の死亡率が高くなるのはBMIが30を超えてから。そして、BMIが20をきると、男女とも死亡率が上がり始めます。BMIが16未満だと、男女とも死亡率が急激に上がります。これまでの「やせているほうがよい」という認識と逆の結果が出たのです。これを**BMIパラドックス**と呼んでいます。

この結果から、**「やせ」より「小太り」のほうが長寿**であることがわかりました。ですから、65歳を超えたら、摂取エネルギーは「制限」するより「確保」する方向に考えをシフトする必要があるのです。

ちゃんと食事をしていても栄養失調になる?!

エネルギー源には、炭水化物、たんぱく質、脂質の3つがありますが、とくにたんぱく質をしっかりとらないと、「新型栄養失調」になる可能性があります。

こんな症状はありませんか?

- □ いつの間にか体重が減っている
- □ 疲れることをしたわけではないのに、体がだるい
- □ 低体温、低血圧
- □ 夏でも風邪をひくなど、免疫力が低下しているように思う

↓

ひとつでも当てはまったら

新型栄養失調かもしれません

従来、栄養失調とは食料不足や経済的な理由によるものでしたが、新型栄養失調ではたんぱく質の摂取量の不足から、左上の表のような症状が見え隠れします。現在、**日本では70歳以上の6人に1人がこの新型栄養失調だといわれています。**必要なたんぱく質量がとれていないということは、フレイルの大きな原因のひとつであり、そのままにしておくと、フレイルを加速させることになります。

新型栄養失調の原因としては、加齢により食が細くなったり、食欲が落ちたりすることのほか、肉や卵などを避けて粗食にする、脂っこいものを避ける、パンやごはんなどを避けるといった食習慣の偏りなども考えられます。

筋肉量をキープするには「たんぱく質」をとることが大事

たんぱく質は筋肉をつくる栄養素

わたしたちの体の約20%はたんぱく質でできており、水分を除くといちばん多いものがたんぱく質になります。たんぱく質は、体内で絶えず合成と分解を繰り返し、筋肉や骨、血管、血液、皮膚、髪の毛など体のあらゆる組織をつくっています。生きていくうえで欠かせない成分のひとつです。

食事でとったたんぱく質は体内でアミノ酸に分解され、そののち合成されて体に必要なたんぱく質につくり直されます。分解されたアミノ酸のうち、体の材料になるのは約20種類。なかでも、必須アミノ酸は体内でつくることができないため、常に肉や魚介、大豆製品、卵、乳製品などのたんぱく源からとる必要があります。

また、**たんぱく質は一度にたくさんとると腎臓に負担がかかり、かつ体内に貯めておくことができないため、毎食しっかりとらなければなりません**。たんぱく質が不足すると、新陳代謝が悪くなる、スタミナ不足で疲れやすくなる、脳の働きが鈍って記憶力や思考力が減退するなどの不調を引き起こします。そのほか、体の調整機能が働かなくなって冷え性になったり、髪や肌が乾燥してカサカサになったりすることも。

筋肉をつくる力が低下するため、筋肉量が減り、サルコペニアになったり、フレイルにつながったりすることもあります。

たんぱく質の主な働き

- 筋肉を強くする
- 1gあたり4kcalのエネルギーを生み出す
- 体の機能を調整するホルモンをつくる
- 精神を安定させて不眠やうつを防ぐ
- 免疫機能を高めて、病気やケガの抵抗力、治ゆ力を高める
- 神経伝達物質を合成して脳を活性化させる
- 体内でエネルギーをつくり出すための酵素をつくる
- 内臓、血液、筋肉、皮膚、髪、爪など体を構成するすべてのものをつくる

不足すると…

・新陳代謝が悪くなる
・スタミナが不足し、疲れがとれにくくなる
・脳の働きが鈍って、記憶力や思考力が減退する
・体の調整機能が働かなくなり、冷え性になったり、髪や肌が乾燥してカサカサになったりする

高齢になると筋肉をつくる効率が悪くなる

シニア世代になると、これまでと同じ量のたんぱく質をとったとしても、筋肉などをつくる効率が悪くなることがあります。これを「**たんぱく質同化抵抗性**」といいます。

若いうちは、食事からとったたんぱく質をほぼ体づくりに使うことができ、とくに意識しなくてもそれなりに筋肉がついてきました。しかしながらシニアになるにつれ、同じ量のたんぱく質をとっていても、筋肉をつくる効率が悪くなるため、これまでの80％くらいしか筋肉になりません。同じ量のたんぱく質をとっていたのでは、筋肉がつかず、やせてしまうのです。

1日に必要なたんぱく質量を計算してみよう

1日にどのくらいのたんぱく質をとるとよいのか、計算してみましょう。

あなたの体重		体重1kgあたりに必要なたんぱく質量		1日に必要なたんぱく質量
kg	×	**1.2〜1.5g／kg**	=	g

※65歳以下なら0.66gで計算

たとえば　75歳で体重65kgの場合　65kg ×1.2〜1.5g／kg =78〜97.5g

体重1kgあたり1・2〜1・5gのたんぱく質をとる

1日に必要なたんぱく質量は、「日本人の食事摂取基準」（2020）によると最低でも体重1kgあたり0・66g、つまり体重が65kgの人なら42・9g以上。でも、シニアになるとたんぱく質同化抵抗性により筋肉をつくる効率が悪くなるので、**体重1kgあたり1・2〜1・5gのたんぱく質**をとってほしいのです。体重65kgの人なら78〜97・5gということ。上の図を参考に、自分に必要なたんぱく質量を計算してみましょう。

たんぱく質は体内に貯めておくことができないため、体重65kgの場合なら1食につき26〜32・5gを目安に毎食とるとよいでしょう。ただし、腎機能に障害のある場合は、主治医に相談してください。

良質なたんぱく質は肉や魚介、大豆、卵に含まれる

たんぱく質は、主に肉や魚介、大豆・大豆製品、卵、乳製品に多く含まれています。どれもまんべんなくとってほしいのですが、これまでメタボや生活習慣病の予防を意識して魚介や大豆製品を中心にしていた人も多いでしょう。でも、これからは**少しずつ肉食系へシフト**していってください。なぜなら、**たんぱく質を多く含む食材の中で肉がいちばんよく噛む力を鍛えられる**からです。

そして、自分たちがよく食べて

いた食材に、どのくらいの量のたんぱく質が含まれているのか、p.108~109の「よく使う主な食材の1食分のたんぱく質目安量一覧」で、確認してみるとよいでしょう。

それでも摂取量を増やせない場合は、たんぱく質が豊富な食品を朝食の定番にするなど、左図で紹介するアイデアを参考に工夫してみてください。また、たんぱく質はごはんやパンなどの主食、野菜などにも含まれています。肉や魚介だけからとろうとせず、さまざまな食材からバランスよく摂取することを心がけましょう。

たんぱく質摂取量を増やす4つの工夫

① 朝食には定番メニューを一品決める

たとえば和食派なら卵かけごはんや納豆かけごはん、ひややっこ、洋食派ならスクランブルエッグやチーズトースト、ヨーグルト、個包装のチーズを食べるなど、定番メニューを決める。そうすると毎朝食だけで10～20gのたんぱく質をとることができる。

② 昼食は加工品でラクをしても

とくにひとりで昼食をとるときなどは、そばやうどんだけで簡単に済ませてしまいがち。そこにツナ缶やさば缶、焼き鳥缶、サラダチキンなどの加工品をプラスすれば、手軽にたんぱく質がとれる。

③ 間食を活用しよう

1回の食事で十分な量が食べられない場合などは、おやつでたんぱく質を補給するとよい。ゆで卵やチーズはもちろん、プリンやカステラなど卵や乳製品を使ったものなら5gくらいのたんぱく質がとれる。

④ ごはんなどの主食を毎食食べよう

ごはんやパン、スパゲッティ、うどん＝炭水化物（糖質）と思われがちだが、たんぱく質もある程度含まれている(→ p.25)。肉や魚などのおかずと合わせると、栄養のバランスがよくなる。

加工食品や中食を利用してもOK

肉や魚などを使った加工品にも、たんぱく質は多く含まれています。もともと味がついているものが多いので、味つけに迷うことなく、調理の時短にもなります。毎食たんぱく質が多く含まれている食材を調理するのは大変ですが、缶詰や冷凍食品を利用することで、手間が省けます。

ときには、デパ地下やスーパー、コンビニなどのお惣菜を自宅で食べる「中食《なかしょく》」を利用しても。ふだんの食卓にはあまりのぼらず、たんぱく質が豊富そうなものを選びましょう。いつもと違うメニューで食事の楽しみが増えます。

なるべく多くの種類の食品をとれば 自然に栄養のバランスが整う

バランスのよい食事を1日3食とる

食事は、栄養のバランスがとれたメニューを1日3食とるのが理想です。よく主食と主菜、副菜、汁物の一汁二菜がよいといわれますが、それにこだわる必要はありません。主食と主菜と汁物でもよいですし、汁物のかわりに副菜でもよいでしょう。丼物と副菜または汁物でもよいですし、もちろんワンプレートでもOKです。

つまり肉だけ、魚だけという食事ではなく、**さまざまな食材が使われた献立がおすすめ**です。

さまざまな食品をまんべんなくとる

バランスのとれた食事のヒントになるのが**「まごわやさしい」**。健康な食生活に役立つ和の食材の頭文字を語呂合わせしたものです。

たんぱく質が豊富な食材とこれらの食材を意識しつつ、ビタミンDやK、カルシウムなどのミネラルをとるとよいでしょう。これらの栄養成分は、一緒にとることで、たんぱく質をより吸収しやすくします。また、これらの成分は、体づくり、骨づくりに重要な栄養成分でもあります。とくに、鮭やかじきなどの魚介類や、干ししいたけなどに多く含まれるビタミンDは、筋力の維持にも役立つ栄養成

- ま　豆
- ご　ごま、ナッツ
- わ　わかめなど海藻
- や　野菜
- さ　魚
- し　しいたけなどのきのこ
- い　いも

分です。たんぱく質とともに、フレイル予防に必要です。

炭水化物もエネルギー摂取の大切な栄養素

最近は、健康のために、ごはんやパンなど炭水化物を多く含む食材を控える人が増えています。ごはんやパンなどの主食は大切なエネルギー源で、たんぱく質も含まれていますから、避ける必要はありません。

ただし、炭水化物が多く含まれるうどんやスパゲッティ、そばだけの単品メニューは、栄養が偏ってしまいがち。具を多めにしたり、副菜をプラスしたりして、バランスをとりましょう。

主な主食のたんぱく質&エネルギー量

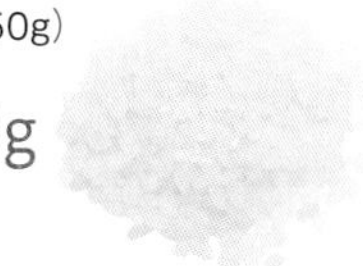
ごはん1杯（150g）
234kcal
たんぱく質 3.8g

食パン6枚切り1枚（60g）
149kcal
たんぱく質 5.3g

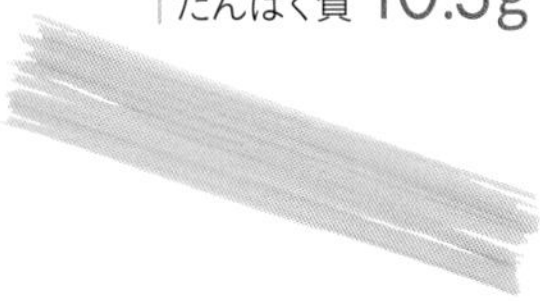
スパゲッティ（乾燥・80g）
278kcal
たんぱく質 10.3g

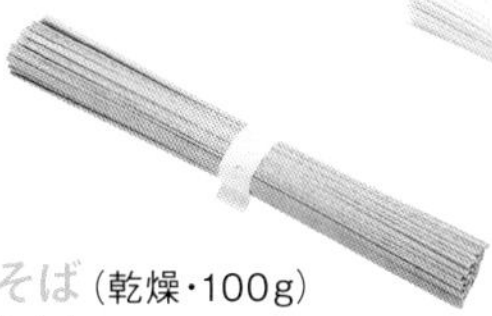
そば（乾燥・100g）
344kcal
たんぱく質 14.0g

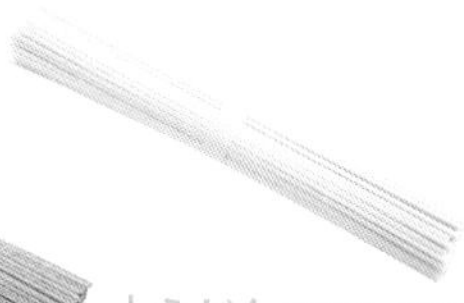
うどん（乾燥・100g）
333kcal
たんぱく質 8.5g

※量は1食分目安
<「日本食品標準成分表 2020 年版（八訂）」より算出>

おやつで栄養を補うのも◎

3度の食事で栄養がとれるといちばんよいのですが、とりきれないこともあります。そんなときは、1回の食事量を減らして食事の回数を5〜6回にし、少しでも多くたんぱく質をとるようにするか、おやつを有効利用しましょう。魚肉ソーセージやプロセスチーズ、プリンやカステラなどをおやつにしてたんぱく質をとるのもよいですし、噛みごたえがある堅焼きのおせんべいもおすすめです。

食欲がないときも、**おやつをうまく利用して栄養を補給する**とよいでしょう。

おすすめのおやつ（例）

ゆで卵1個（50g）
67kcal
たんぱく質 6.3g

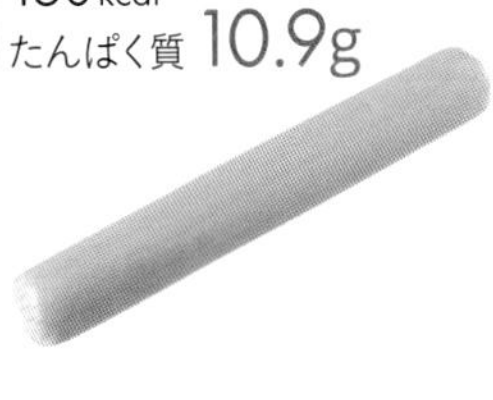
魚肉ソーセージ 1本（95g）
150kcal
たんぱく質 10.9g

プロセスチーズ1個（20g）
63kcal
たんぱく質 4.5g

※量は1食分目安
<「日本食品標準成分表 2020 年版（八訂）」より算出>

しっかり食べるには
オーラルフレイルも防ぐこと

オーラルフレイルも しっかり予防する

食事をよく噛んで食べるためには、「口」の機能を守ることが大切です。口には、下表のようにさまざまな役割があります。どれも生きるために必要なことばかりです。しかし、**口の機能も加齢とともに衰えます。これを「オーラルフレイル」といいます。**

まずは、自分の口の状態を左ページの「オーラルフレイルチェッ

口の役割

食べる	食べ物を噛み、その味を認識して味わう。また、食べ物の中にある異物を見つける。
飲み込む	飲み物や食べ物を飲み込んだり、むせるのを防いだりする。
息をする	呼吸をしたり、せきやくしゃみ、あくびをしたりする。
コミュニケーションをとる	会話をしたり、笑う、怒るなど喜怒哀楽の表情をつくったりする。キスをする。
唾液を出す	食べ物の消化を助ける。また、舌や口の動きをスムーズにする。口を清潔に保つ。

オーラルフレイルチェック

下記の質問に答えて、当てはまる欄の点数を合計してください。

質　問	はい	いいえ
半年前と比べて、かたいものが食べにくくなった	2 □	0 □
お茶や汁物でむせることがある	2 □	0 □
義歯を入れている	2 □	0 □
口の渇きが気になる	1 □	0 □
半年前と比べて、外出が減った	1 □	0 □
さきいか、たくあんくらいのかたさの食べ物を噛める	0 □	1 □
1日2回以上歯を磨く	0 □	1 □
1年に1回以上、歯科に行く	0 □	1 □
合計	□点	

<東京大学高齢社会総合研究機構 田中友規，飯島勝矢ら. Arch Geront Geriatr. 2021.(in press)より>

判定結果	
0～2点	オーラルフレイルの危険性は低い
3点	オーラルフレイルの危険性あり
4点以上	オーラルフレイルの危険性が高い

3点以上になったら注意!

ク」で確認してみましょう。

口の周りにもたくさんの筋肉があり、それらが協調して動いています。オーラルフレイルの兆候は、上表のような些細なことばかりです。このひとつひとつが重なることで、体の不調をもたらすこともあります。**うまく食べられない、飲み込めないという嚥《えん》下《げ》障害になったり、噛むことができずにやわらかいものしか食べられないようになったりして、新型栄養失調やサルコペニア、フレイルを引き起こす**こともあります。

「オーラルフレイルチェック」で3点以上になったら、歯科で定期的に虫歯や歯周病などの検査を受けるようにしましょう。歯科での定期検査は、口の健康を守ることにつながります。

噛む力を鍛えるために調理法を工夫する

「噛む力」もオーラルフレイルを防ぐポイント。口の筋力が衰えてくると、かたいものよりやわらかいものばかり食べてしまい、噛む力がさらに弱くなるという負のスパイラルにはまりがちです。

食材をこれまでより大きく切る、加熱時間を少し短くしてかたさを残す、れんこんやにんじん、ごぼうなどのかたい食材を使うなど、しっかり噛んで食べることを意識した調理法を取り入れるとよいでしょう。

肉は、魚や大豆製品などと違い、よく噛まないと飲み込むことができないため、メイン食材におすすめです。

嚥下障害を起こさないために飲み込む力も鍛える

「飲み込む力」も、オーラルフレイルを防ぐポイントのひとつです。食べ物を飲み込みやすくするに

負のスパイラルがオーラルフレイルに

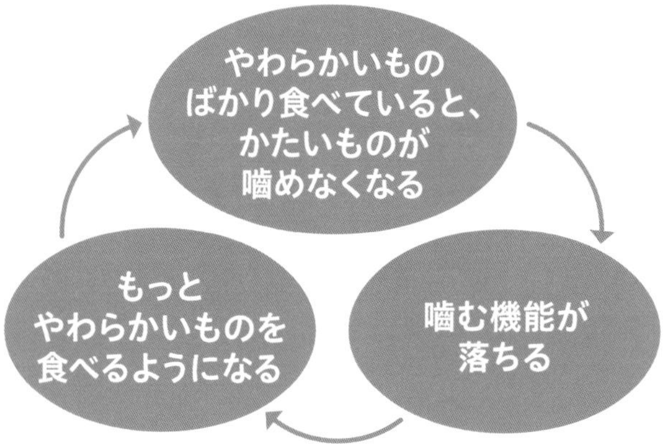
やわらかいもの
ばかり食べていると、
かたいものが
噛めなくなる
噛む機能が
落ちる
もっと
やわらかいものを
食べるようになる

噛むことが意識できる4つの調理法

水分量を少なくする

ごはんは水分を少なめにし、かために炊く。白米に麦や雑穀などを入れて炊くのも◎。

食材を大きく切る

野菜なら厚めの輪切り、太めのせん切り、大きめの乱切りなどにして噛みごたえを出す。

かたい食材を使う

かたい＝噛みごたえがあるということ。根菜類、ナッツ類などを積極的にとる。

加熱時間を短くする

野菜をゆでる時間を少し短めにしたり、手早く炒めたりして、食材に歯ごたえを残す。

重要な役割を担っている舌の働き

1　口の中で食べ物を飲み込みやすくまとめる

口に入れた食べ物を噛んで細かくなったら、舌にのせて、飲み込みやすくまとめる。舌が上下に動くことで、食べ物がのどのほうに送られる。

⬇

2　舌の根元からのどの奥に食べ物を送り込む

食べ物が舌と硬口蓋《こうこうがい》（口の上側のかたい部分）の間を通り、のどの奥に送られる。

⬇

3　食べた物をのどの奥から食道に送り込む

食べ物が送られてくると軟口蓋《なんこうがい》が上がり、鼻のほうに食べ物がいかないようにしながら、舌が食べ物をのどの奥に送る。筋肉が緩んで食道への入り口が開く。その間、声門は閉じられて呼吸を止める。

は、唇が速く動く、舌が巧みに動くなど、口の周りの筋肉がしっかりしていることが大切です。そこで重要なのが、舌の筋肉。舌は筋肉のかたまりともいわれています。舌がなめらかに動かなければ、食べ物は食道に流れていきません。**舌の活躍があってこそ、嚥下障害を起こすことなく、スムーズに飲み込むことができます。**

　また、加齢が進むと、食べ物を口に入れたり飲み込もうとしたりするとき、むせたり、誤って気管に入ってしまったりすることがあります。そうならないよう、食事前の**唾液腺マッサージ**（→p.74）や、「**パ・タ・カ・ラ体操**」「**あいうべ体操**」などで唇や舌を鍛えておくことも必要です（→p.98）。

十分な量のたんぱく質をとるためには具体的に何をどのくらい食べればよいのか朝・昼・夕の献立例を紹介します。

朝食

パパッと作れる ひとり献立

ひとりだといろいろ作るのが面倒。
一品ずつを具だくさんにすれば、
品数が少なくてもバランスよく食べられます。

梅の酸味が朝の目覚めにぴったり!

ささみと貝割れ菜の梅おかか炒め

| たんぱく質 20.4g | エネルギー 126kcal | 塩　分 0.8g

材料	1人分
鶏ささみ	80g
貝割れ菜	1パック
梅干し	1/2個
オリーブ油	小さじ1
かつお節	0.5 g

作り方

1 ささみはひと口大のそぎ切りに、貝割れ菜は根元を切り落して長さを半分に、梅干しは種を取り除いて小さくちぎる。

2 中火で熱したフライパンにオリーブ油を入れ、ささみを両面とも焼く。火が通ったら、貝割れ菜、梅干し、かつお節を加えて炒める。

たんぱく質も野菜もたっぷりとれる

かきたまみそ汁

| たんぱく質 8.7g | エネルギー 111kcal | 塩　分 1.5g

材料	1人分
キャベツ	1/2枚
にんじん	1/9本（20g）
玉ねぎ	1/8個
だし汁	1カップ
みそ	小さじ1 1/2
卵	1個

作り方

1 キャベツはひと口大に切り、にんじんは短冊切りに、玉ねぎはせん切りにする。

2 鍋にだし汁を煮立たせて1を入れ、弱火で2〜3分煮る。みそを溶き入れ、溶き卵を回し入れる。

ごはん（150g）

| たんぱく質 3.8g | エネルギー 234kcal | 塩　分 0.0g

献立のポイント

汁物は具だくさんにする

汁物は具だくさんにして副菜を兼ねます。卵を入れることでたんぱく質量を増やすこともできます。

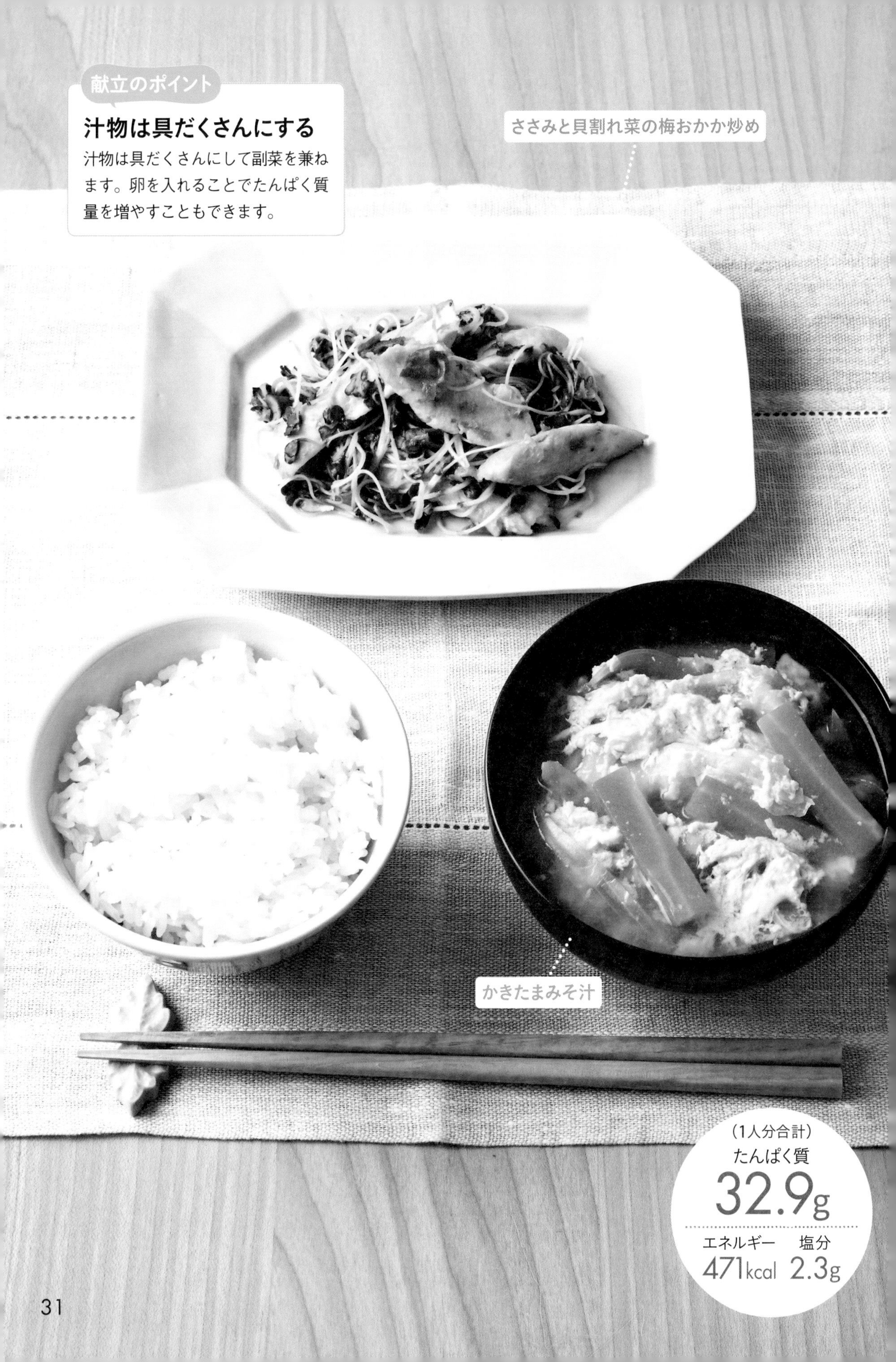
ささみと貝割れ菜の梅おかか炒め
かきたまみそ汁

（1人分合計）
たんぱく質
32.9g

エネルギー 471kcal
塩分 2.3g

昼食 パパッと作れるひとり献立

栄養豊富な具材をトッピングしてバランスアップ

さばトマトラーメン

| たんぱく質 27.5g | エネルギー 526kcal | 塩　分 2.5g（汁を半分残した場合）

材料　1人分

さば水煮缶	1/2缶（70g）
トマト	1/2個（60g）
長ねぎ	1/4本
オリーブ油	小さじ1
こしょう	少々
中華生麺	1玉（170g）
添付たれ（しょうゆ味）	1/2袋
ラー油	少々

作り方

1. さば缶は汁けをきる。トマトはくし形切りに、長ねぎは斜め切りにする。
2. 中火で熱したフライパンにオリーブ油を入れ、長ねぎを加えて炒める。香りが出たらトマトとさば缶を加え、こしょうをふり、さらに炒める。
3. 器に1 1/4カップの熱湯（分量外）とたれを入れて混ぜ、袋の表示通りにゆでた中華麺を加える。2をのせて、ラー油をたらす。

麺をゆでている間にレンチンで作れる

ピーマンのチーズ蒸し

| たんぱく質 5.5g | エネルギー 80kcal | 塩　分 0.4g

材料　1人分

ピーマン	1個（30g）
ピザ用チーズ	20g
ケチャップ	小さじ1/2
こしょう	少々

作り方

1. ピーマンは縦半分に切り、種とワタを取る。
2. ピーマンのくぼみに、ケチャップ、こしょう、チーズの順に入れ、ラップをして電子レンジ（600W）で1分加熱する。

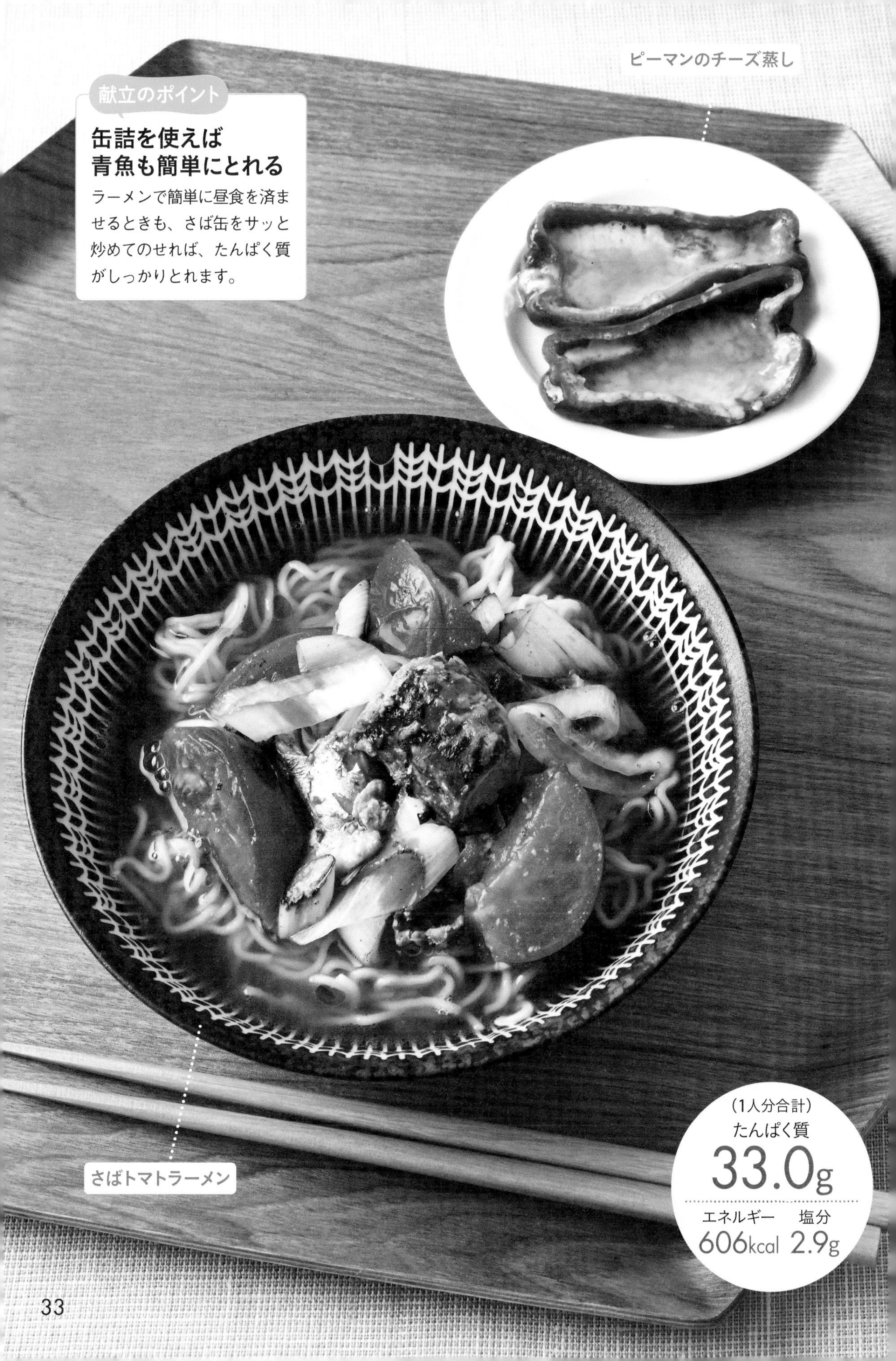

ピーマンのチーズ蒸し

さばトマトラーメン

献立のポイント

缶詰を使えば青魚も簡単にとれる

ラーメンで簡単に昼食を済ませるときも、さば缶をサッと炒めてのせれば、たんぱく質がしっかりとれます。

（1人分合計）
たんぱく質
33.0g
エネルギー 606kcal
塩分 2.9g

塩分控えめだから、つゆまでおいしい

ほうれん草入り肉豆腐

| たんぱく質 22.4g | エネルギー 250kcal | 塩 分 1.7g

材料（1人分）

	材料	分量
	豚もも肉切り落とし	40g
	木綿豆腐	1/2丁(150g)
	長ねぎ	1/4本
	ほうれん草	4株(80g)
	サラダ油	小さじ1
A	だし汁	3/4カップ
A	酒	小さじ2
A	砂糖	小さじ1/2
A	しょうゆ	小さじ2弱

作り方

1 豚肉はひと口大に切り、豆腐はやっこ切りに、長ねぎは斜め切りに、ほうれん草は4〜6cm幅に切る。

2 鍋にサラダ油を入れて中火で熱し、長ねぎと豚肉を入れて炒める。豚肉に火が通ったら、Aを加えてひと煮立ちさせる。豆腐を加え、ふたをして弱火で5分くらい煮る。ふたを取り、ほうれん草を加えてさっと煮る。

材料を大きめに切って歯ごたえを出す

きゅうりとたこのからし和え

| たんぱく質 9.4g | エネルギー 48kcal | 塩 分 0.6g

材料（1人分）

	材料	分量
	きゅうり	1/2本
	たこ	40g
A	練りからし	少々
A	酢	小さじ1
A	しょうゆ	小さじ1/2

作り方

1 きゅうりは乱切りに、たこは小口切りにする。

2 ボウルに1と、混ぜ合わせたAを入れて和える。

ごはん(150g)

| たんぱく質 3.8g | エネルギー 234kcal | 塩 分 0.0g

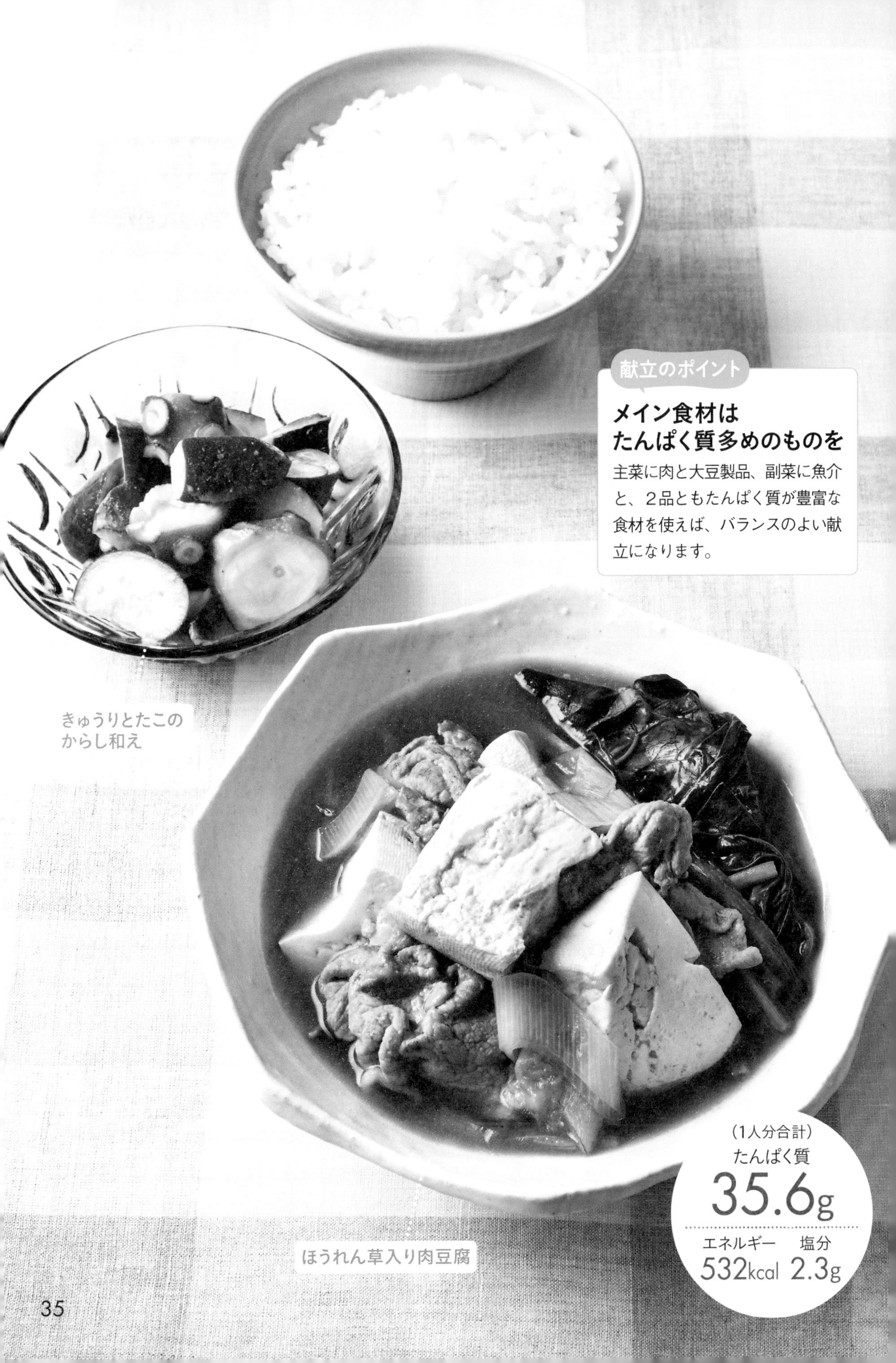

献立のポイント

**メイン食材は
たんぱく質多めのものを**

主菜に肉と大豆製品、副菜に魚介と、2品ともたんぱく質が豊富な食材を使えば、バランスのよい献立になります。

きゅうりとたこの
からし和え

ほうれん草入り肉豆腐

（1人分合計）
たんぱく質
35.6g

エネルギー 532kcal
塩分 2.3g

＼会話がはずむ／ ふたり献立

ふたり分の食事は、簡単に作れるメニューでバランスよく。
会話を楽しみながら、よく噛んで食べましょう。

卵＋ピザ用チーズでたんぱく質を強化

トマトとチーズのスクランブルエッグ

|たんぱく質 14.8g |エネルギー 219kcal |塩　分 0.7g

材料	1人分	2人分
ミニトマト	3個	6個
A 卵	1 1/2個	3個
A ピザ用チーズ	20g	40g
A こしょう	少々	少々
オリーブ油	小さじ3/4	小さじ1 1/2

作り方

1 ミニトマトはへたを取り、輪切りにする。Aは混ぜ合わせておく。

2 中火で熱したフライパンにオリーブ油を入れ、ミニトマトを加えてさっと炒める。ミニトマトに軽く火が通ったら弱火にし、Aを加えて炒り、半熟に仕上げる。

納豆に酢を混ぜてドレッシングがわりに

納豆サラダ

|たんぱく質 4.1g |エネルギー 53kcal |塩　分 0.6g

材料	1人分	2人分
レタス	1枚（30g）	2枚（60g）
きゅうり	1/2本	1本
納豆	1/2パック	1パック
A 添付たれ・からし	各1/2袋	各1袋
A 酢	小さじ1/2	小さじ1
A 塩	少々	少々

作り方

1 レタスはひと口大にちぎり、きゅうりは小口切りにして、器に盛る。

2 納豆にAを混ぜ合わせ、1にかける。

グレープフルーツ（1/6個）

|たんぱく質 0.2g
|エネルギー 7kcal
|塩　分 0.0g

トースト（6枚切り1枚＋バター小さじ1）

|たんぱく質 5.4g
|エネルギー 177kcal
|塩　分 0.8g

カフェオレ（1杯）

|たんぱく質 0.7g
|エネルギー 68kcal
|塩　分 0.1g

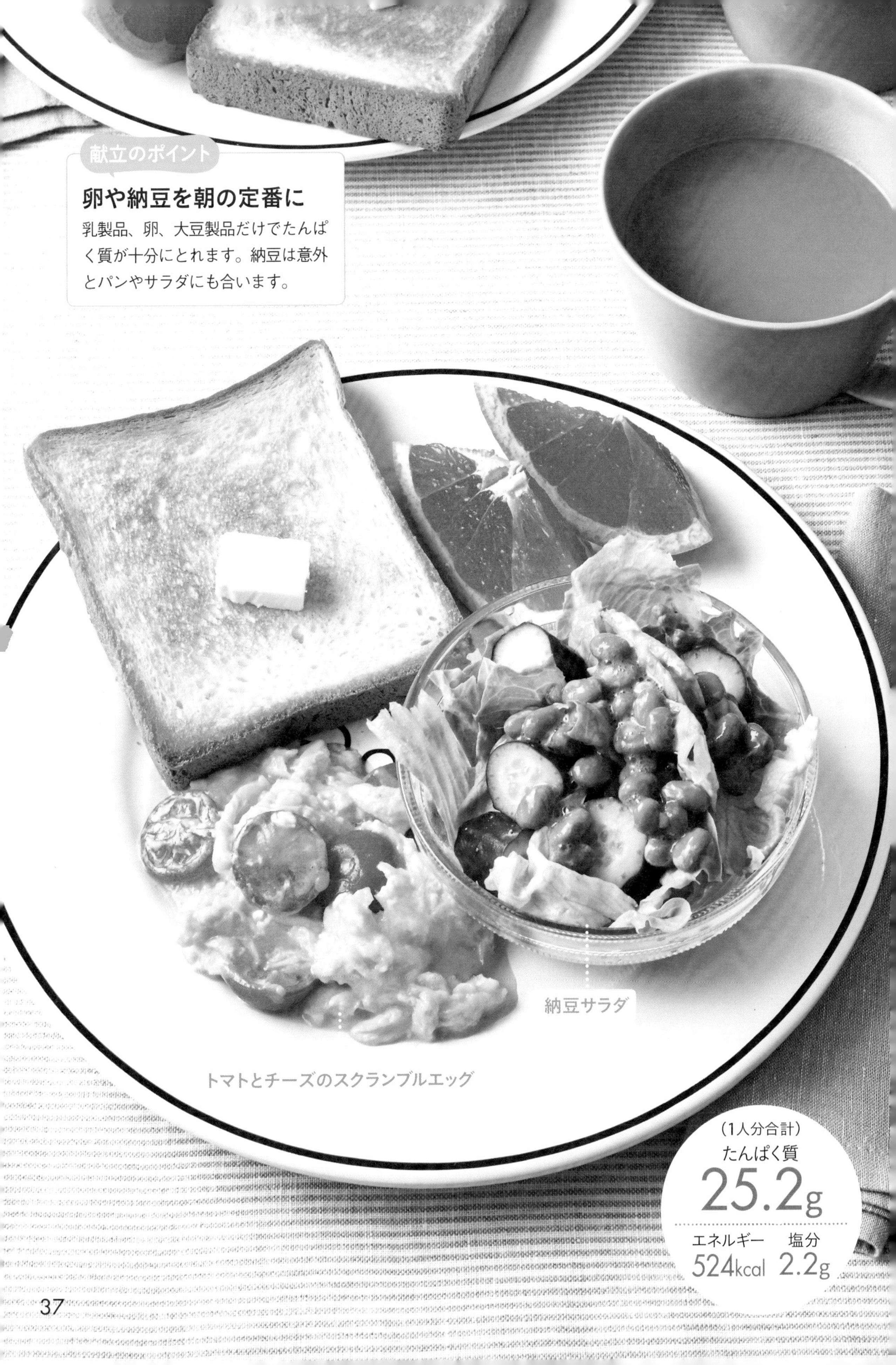
納豆サラダ
トマトとチーズのスクランブルエッグ

献立のポイント

卵や納豆を朝の定番に

乳製品、卵、大豆製品だけでたんぱく質が十分にとれます。納豆は意外とパンやサラダにも合います。

（1人分合計）
たんぱく質
25.2g
エネルギー 524kcal
塩分 2.2g

昼食

会話がはずむ ふたり献立

具だくさんにして主菜と主食を兼ねる

塩鮭とキャベツのスパゲッティ

| たんぱく質 30.4g | エネルギー 506kcal | 塩　分 1.9g

材料	1人分	2人分
甘塩鮭	1切れ	2切れ
キャベツ	1 1/2枚(90g)	3枚（180g）
しめじ	1/4パック	1/2パック
スパゲッティ	80g	160g
にんにく（粗みじん切り）	1/4かけ分	1/2かけ分
赤唐辛子（輪切り）	1/2本分	1本分
オリーブ油	小さじ1 1/2	大さじ1
Ⓐ しょうゆ	小さじ1/2	小さじ1
Ⓐ こしょう	少々	少々

作り方

1 鮭は皮と骨を取り除いてひと口大に切る。キャベツは大きめのざく切りに、しめじは小房に分ける。

2 スパゲッティは袋の表示通りにゆでる。ゆであがり時間の1分前にキャベツを加え、一緒にざるにあげる。

3 フライパンを中火で熱しオリーブ油を入れ、鮭を焼く。火が通ってきたら、にんにく、赤唐辛子、しめじを加えて炒め、2を加え、Ⓐで味を調える。

市販のサラダチキンを使えば簡単！

にんじんとサラダチキンのラペ

| たんぱく質 6.5g | エネルギー 68kcal | 塩　分 0.8g

材料	1人分	2人分
にんじん	小1/2本（60g）	小1本（120g）
塩	少々	少々
サラダチキン（市販品）	1/4枚（25g）	1/2枚（50g）
Ⓐ 酢	小さじ1	小さじ2
Ⓐ オリーブ油	小さじ1/2	小さじ1
Ⓐ こしょう	少々	少々

作り方

1 にんじんは太めのせん切りにして塩をふり、5分くらいおき、水けをしぼる。サラダチキンは食べやすい大きさに割く。

2 ボウルに1を入れ、Ⓐを加えて混ぜ合わせる。

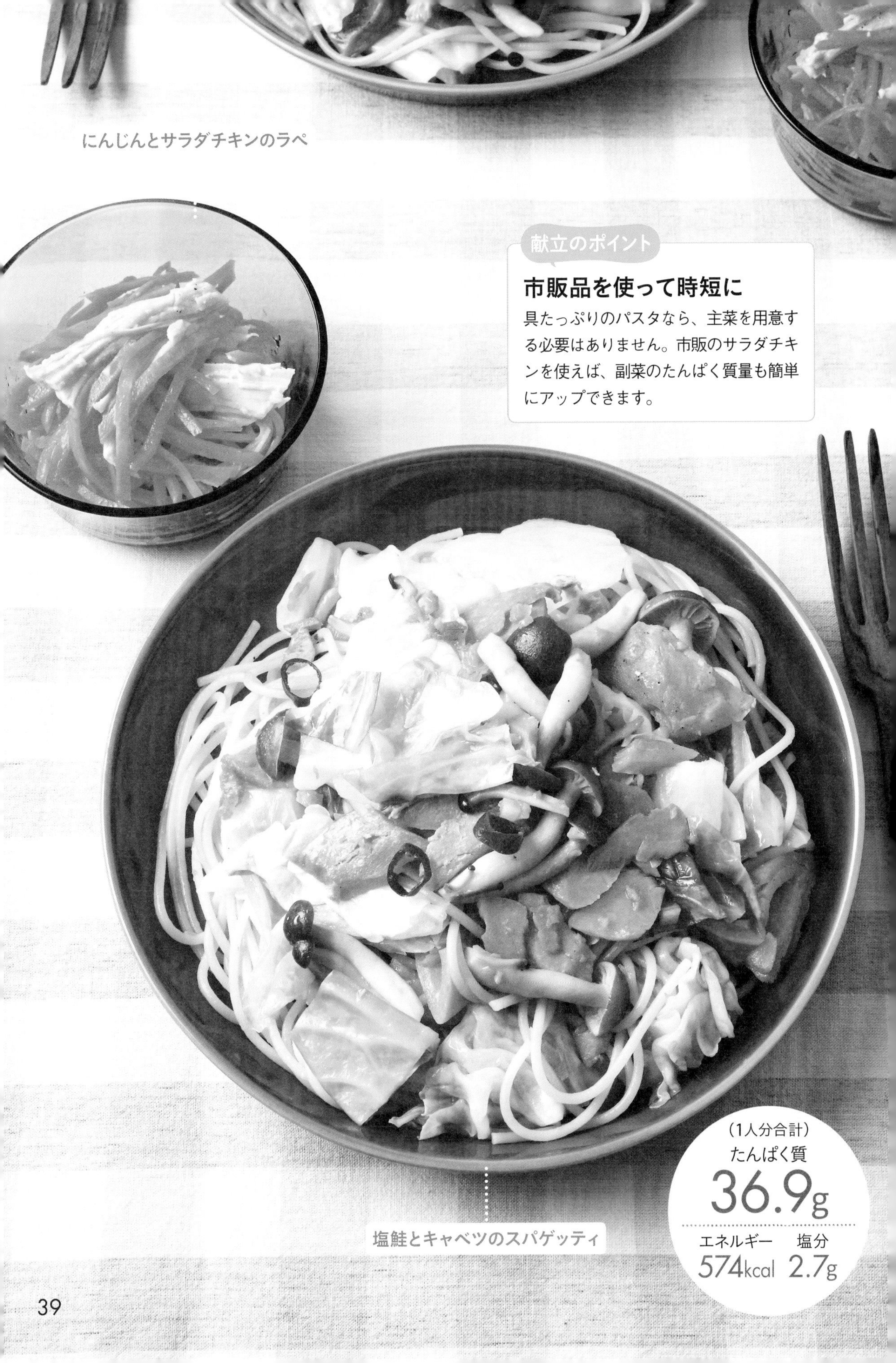

にんじんとサラダチキンのラペ

献立のポイント

市販品を使って時短に

具たっぷりのパスタなら、主菜を用意する必要はありません。市販のサラダチキンを使えば、副菜のたんぱく質量も簡単にアップできます。

塩鮭とキャベツのスパゲッティ

（1人分合計）
たんぱく質
36.9g

エネルギー 574kcal
塩分 2.7g

夕食

会話がはずむ ふたり献立

焼き肉用の牛肉と根菜で、噛みごたえあり！

牛肉とチンゲン菜、れんこんの中華炒め

たんぱく質 22.2g	エネルギー 279kcal	塩　分 1.7g

材料

材料	1人分	2人分
牛もも肉焼き肉用	100g	200g
Ⓐ 塩・こしょう	各少々	各少々
Ⓐ 片栗粉	小さじ1	小さじ2
長ねぎ	1/8本	1/4本
れんこん	40g	80g
チンゲン菜	大1/2株	大1株
ごま油	大さじ1/2	大さじ1
にんにく(薄切り)	1/4かけ分	1/2かけ分
Ⓑ オイスターソース	小さじ1/2	小さじ1
Ⓑ しょうゆ	小さじ1	小さじ2
Ⓑ 酒	小さじ1	小さじ2
Ⓑ こしょう	少々	少々

作り方

1 牛肉はひと口大に切り、Ⓐと混ぜ合わせる。長ねぎは縦半分に切ってさらに斜め切りに、れんこんは半月切りに、チンゲン菜は3cm幅の斜め切りにする。

2 フライパンを中火で熱してごま油の半量を入れ、れんこんを加えて弱火で両面焼く。れんこんに火が通ったら、強火にしてチンゲン菜を加え、全体がしんなりしたら火を止めて取り出す。

3 フライパンに残りのごま油を入れて中火で熱し、牛肉を加えて両面焼く。長ねぎとにんにくを加えて香りが出てきたら、Ⓑを加えて味つけをする。全体がよくからんだら、2を戻し、炒め合わせる。

栄養豊富な貝と大豆製品を具に

あさりと豆腐のしょうが風味スープ

たんぱく質 4.3g	エネルギー 38kcal	塩　分 1.1g

材料

材料	1人分	2人分
木綿豆腐	40g	80g
あさり殻付	50g	100g
塩蔵わかめ	5g(戻して10g)	10g(戻して20g)
水	1カップ	2カップ
鶏ガラスープの素	少々	小さじ1/4
しょうが(薄切り)	1枚	2枚
Ⓐ しょうゆ	小さじ1/2	小さじ1
Ⓐ こしょう	少々	少々

作り方

1 あさりは殻をよく洗い、砂抜きしておく。わかめは水で戻してひと口大に切り、豆腐はさいの目切りにする。しょうがはせん切りにする。

2 鍋に、水、あさり、鶏ガラスープの素を入れて中火にかける。あさりの口が開いたら、豆腐、わかめ、しょうがを入れてひと煮立ちさせ、Ⓐで味を調える。

ごはん(150g)　| たんぱく質 3.8g　| エネルギー 234kcal　| 塩　分 0.0g

献立のポイント

主菜だけでなく汁物にもたんぱく質を

2品でもしっかりとボリュームのある献立に。スープにあさりと豆腐を入れることで、たんぱく質摂取量を増やします。

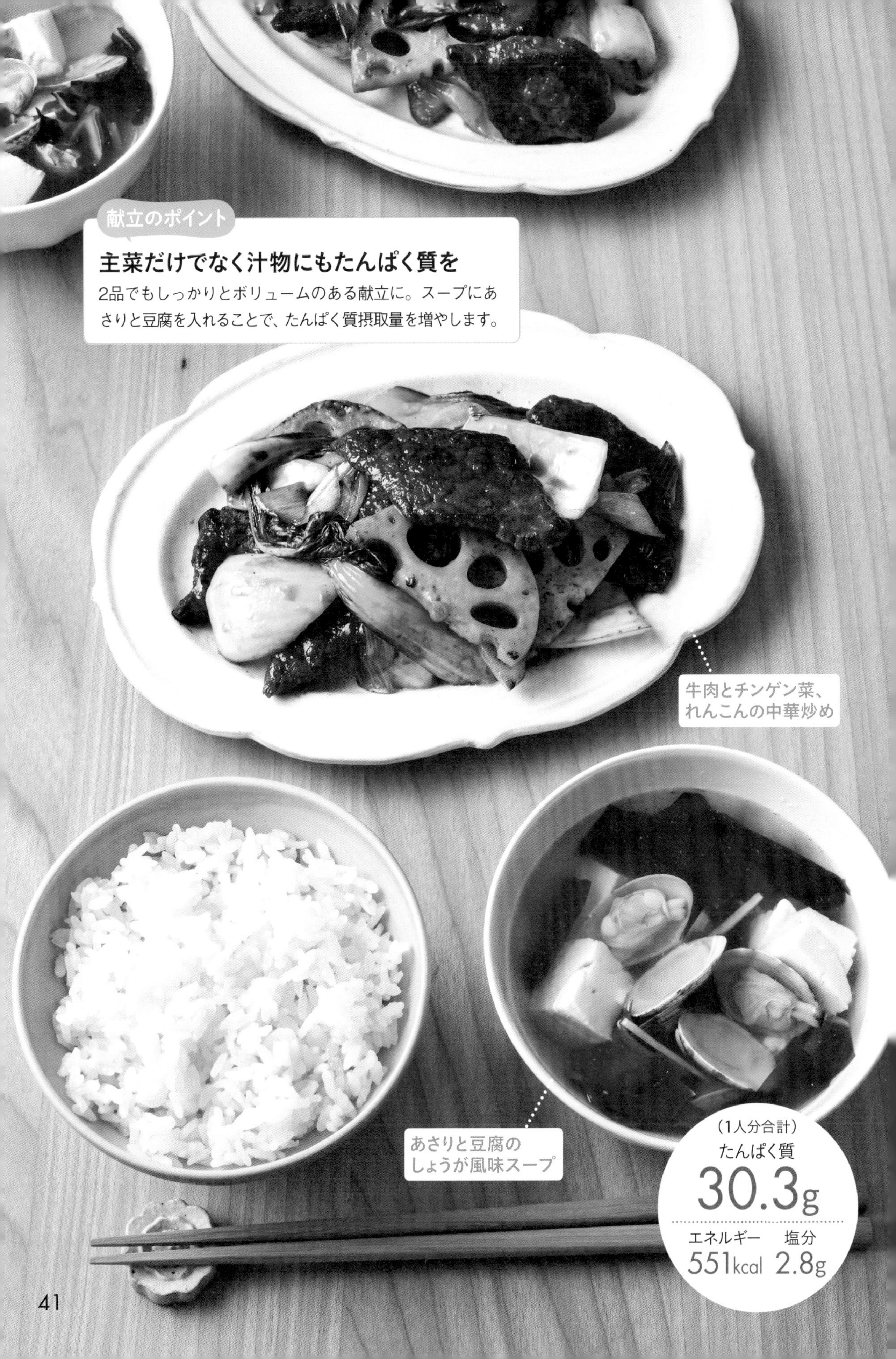

牛肉とチンゲン菜、れんこんの中華炒め

あさりと豆腐のしょうが風味スープ

（1人分合計）
たんぱく質
30.3g
エネルギー 551kcal
塩分 2.8g

一生スタスタ歩けるコラム 1

こまめな 水分補給 を心がけよう

夏になると、高齢者の熱中症対策として、こまめな水分補給の大切さが話題になりますが、これは夏場に限ったことではありません。

水分は筋肉に蓄えられるのですが、高齢になると筋肉量が減少するため、蓄えられる水分量も減ります。しかも加齢によりのどの渇きを感じにくくなるため、水分補給する回数が減り、さらに体内の水分が減少して、脱水症状に陥りやすくなります。重篤な場合は、心筋梗塞や意識障害などを引き起こすことも。

フレイル予防のためにも、脱水予防のためにも、筋肉を減らさないことが大切です。たんぱく質をとることと同じくらい水分補給も重要。のどの渇きに関係なく、水分補給のタイミングを決めて、毎回コップ１杯の水分をとるように心がけましょう。

脱水症状を予防するための水分補給のタイミング（例）

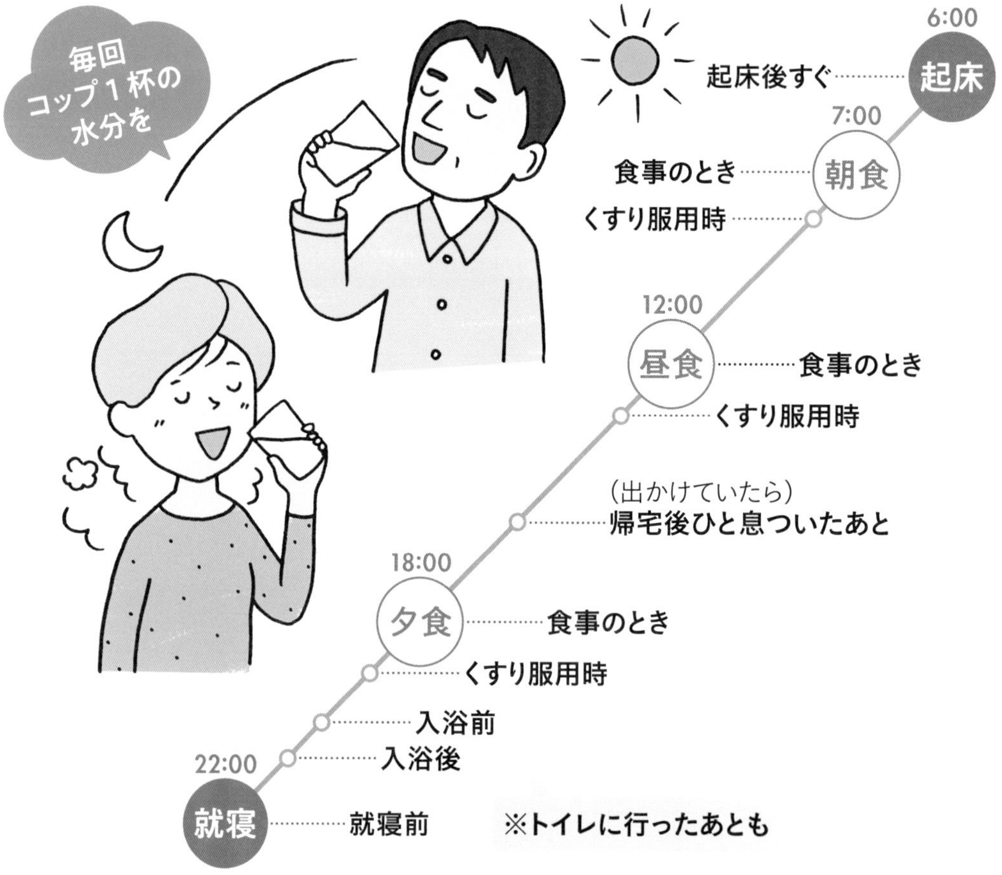

2章

噛む力を鍛えて老化を防止
肉のレシピ

シニアになってからこそ積極的に食べたいのが、お肉。
鶏肉、豚肉、牛肉、加工肉のカテゴリ別に33レシピを紹介。
どのレシピも簡単に作れるものばかりです。

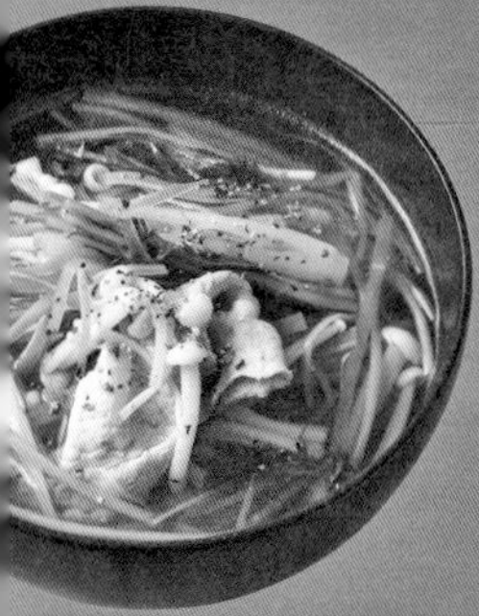

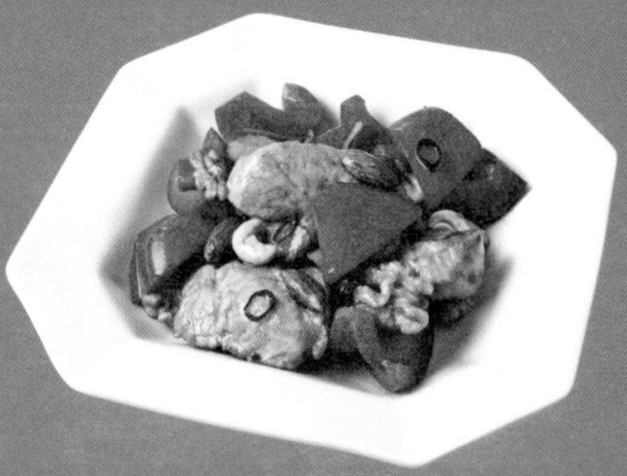

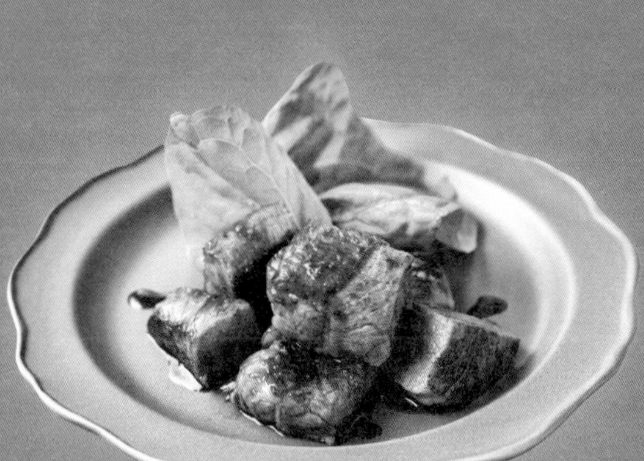

効率よくたんぱく質をとるコツ

お肉編

フレイル予防には、肉がおすすめ。毎日同じ肉ではなく、鶏肉、豚肉、牛肉と日替わりで食べると、摂取できる栄養素の幅も広がります。

コツ 1 豚肉と牛肉は脂身の少ない赤身の肉を選ぶ

加齢とともに、牛肉や豚肉を食べると胃腸に負担がかかるから控えるようになったという人も。豚肉や牛肉はたんぱく質が豊富で、よく噛んで食べる必要があるため、フレイル予防には大切な食材です。

やわらかいけれど脂が多く消化に時間がかかるバラ肉は控え、できるだけ脂肪が少ないもも肉やひれ肉を選びましょう。同じ量を食べても、ももやひれのほうがたんぱく質がたくさんとれます（→下表）。

豚肉・牛肉のたんぱく質量の比較

		たんぱく質量	エネルギー量
豚肉	バラ肉	14.4g	366kcal
	もも肉	21.5g	138kcal
	ひれ肉	22.2g	118kcal
牛肉	バラ肉	12.8g	381kcal
	もも肉	20.5g	169kcal
	ひれ肉	20.8g	177kcal

（100g あたり）　<「日本食品標準成分表 2020 年版（八訂）」より引用>

コツ 2 鶏肉はたんぱく質の宝庫！

アスリートや筋肉を増やしたい人がよく食べている鶏肉。100gあたりのたんぱく質量を比べてみると、むね肉皮なしには23・3g、もも肉皮なしには19・0g、ささみには23・9gと、豚肉や牛肉よりたんぱく質が多く含まれています。

鶏肉は噛みごたえもあるので、オーラルフレイル予防にもぴったり。大きめに切って、さまざまな料理に使いましょう。

コツ
3 肉と大豆・大豆製品や卵・乳製品を組み合わせる

高齢になると、たんぱく質の摂取量を1・2〜1・5倍に増やす必要があります（→p.22）。もちろん一度に食べる肉の量を増やしてもよいですが、肉料理に大豆・大豆製品や卵、乳製品をプラスすると、簡単にたんぱく質量がアップ。

卵1個を組み合わせると、たんぱく質量は7・3gアップ、木綿豆腐200gとの組み合わせでは、たんぱく質量は10・5gアップします。牛乳150㎖と組み合わせれば、たんぱく質量は5・0gアップします。

卵1個プラスすると
たんぱく質量
7.3gアップ！

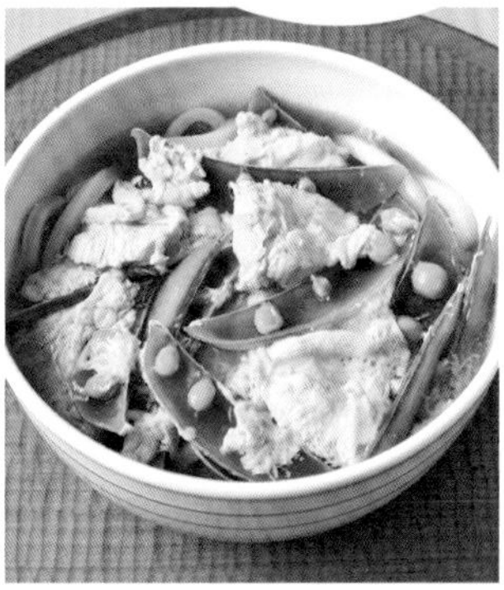

親子うどん ≫ p.51

牛乳150㎖プラスすると
たんぱく質量
5.0gアップ！

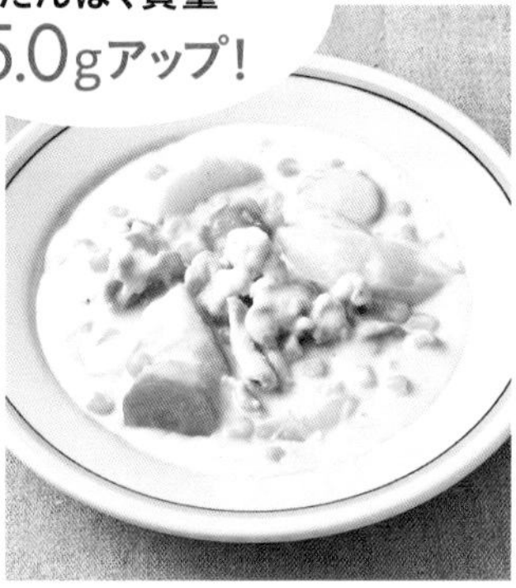

コーンミルクシチュー ≫ p.102

豆腐200gプラスすると
たんぱく質量
10.5gアップ！

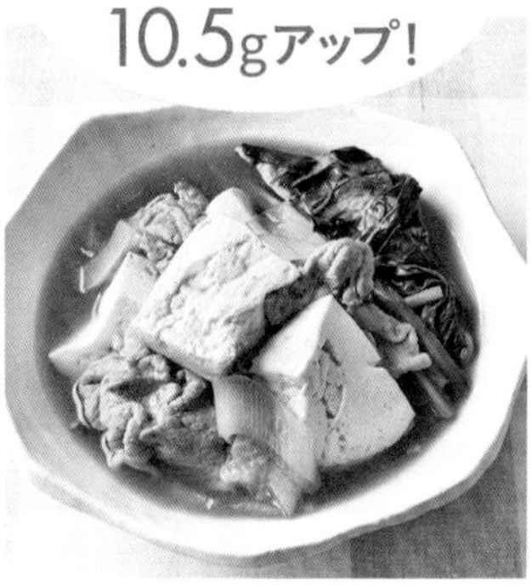

ほうれん草入り肉豆腐 ≫ p.34

コツ
4 肉加工品も利用する

ベーコンやソーセージ、ハムなどの肉加工品にもたんぱく質は含まれます。しっかり味がついていてうまみもあるので、主菜や主食に使うのはもちろん、副菜やスープに加えれば、だし入らずで味が決まります。ただし、とりすぎると塩分過多になるので気をつけて。

主な肉加工品のたんぱく質量

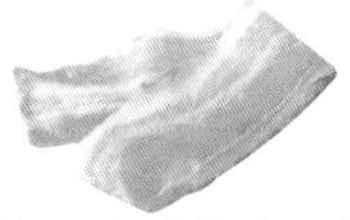

ベーコン 1枚（15g）
たんぱく質量 1.9g
塩分 0.3g

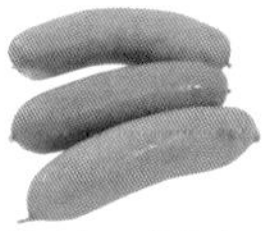

ウインナー1本（15g）
たんぱく質量 1.7g
塩分 0.3g

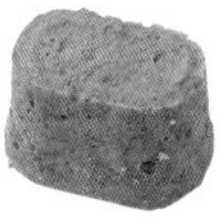

コンビーフ1/2缶（40g）
たんぱく質量 7.9g
塩分 0.7g

ロースハム1枚（10g）
たんぱく質量 1.9g
塩分 0.2g

<「日本食品標準成分表2020年版（八訂）」より算出>

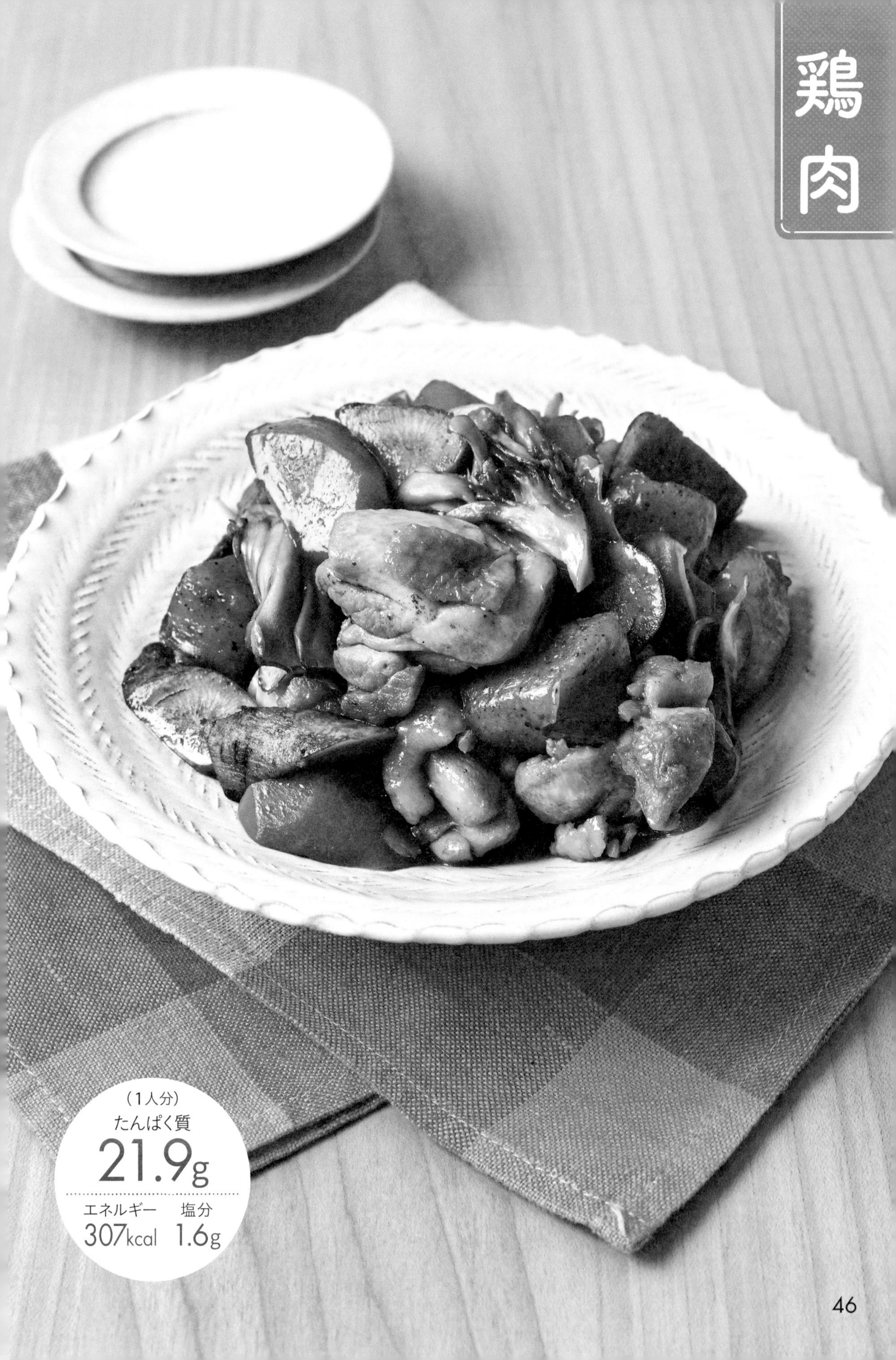

（1人分）
たんぱく質
21.9g

エネルギー 307kcal
塩分 1.6g

少しかためにに煮て噛みごたえアップ

炒め筑前煮

夕食向け　作りおき可

材料	1人分	2人分
鶏もも肉	1/2枚	1枚
塩	少々	少々
こんにゃく	50g	100g
ごぼう	1/5本（30g）	2/5本（60g）
にんじん	1/6本（30g）	1/3本（60g）
まいたけ	1/4パック（25g）	1/2パック（50g）
ごま油	小さじ1弱	小さじ1 1/2
Ⓐ だし汁	1/3カップ	1/2カップ強
Ⓐ 酒	大さじ1/2	大さじ1
Ⓐ しょうゆ	小さじ1	小さじ2
Ⓐ 砂糖	小さじ1/2	小さじ1

作り方

1 鶏肉は大きめのひと口大に切って塩をふる。こんにゃくは大きめのひと口大にちぎってゆでる。ごぼうは大きめの乱切りにし、さっと水にさらして水けをきる。にんじんは大きめの乱切りにし、まいたけは小房に分ける。

2 鍋を中火で熱してごま油を入れ、こんにゃく、ごぼう、にんじんを加えて炒める。全体に油が回ったら、鶏肉を加えさらに炒める。

3 鶏肉に火が通ってきたら、Ⓐを加えて混ぜ、ふたをする。沸騰したら弱火にして10分くらい煮て、まいたけを加える。ふたを取り、中火で煮汁をからめながら汁けがとぶまで煮る。

フレイル予防のポイント

根菜は大きめに切る

ごぼうやにんじんなどの根菜類は、やや大きめに切り、煮る時間を少し短めにしてかためにに仕上げると、噛みごたえがアップします。

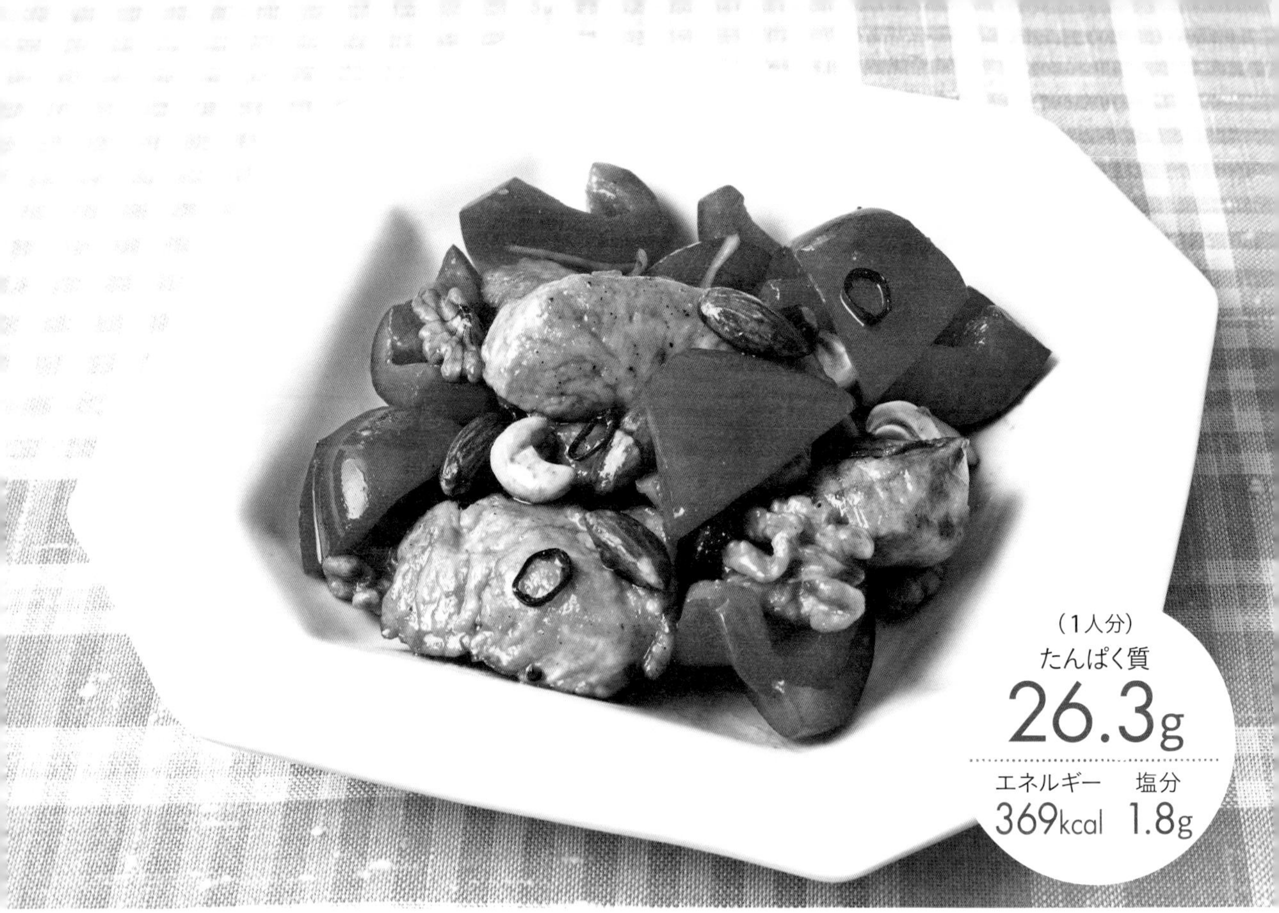

（1人分）
たんぱく質
26.3g
エネルギー 369kcal　塩分 1.8g

ナッツの歯ごたえが楽しい

鶏肉とパプリカの甘酢炒め

夕食向け

材料	1人分	2人分
鶏むね肉	100g	200g
Ⓐ 片栗粉	小さじ1	小さじ2
Ⓐ 塩・こしょう	各少々	各少々
赤パプリカ	1/2個	1個
赤唐辛子（輪切り）	1/2本分	1本分
しょうが（薄切り）	2枚	4枚
ごま油	小さじ1 1/2	大さじ1
Ⓑ しょうゆ	小さじ1	小さじ2
Ⓑ 酢	小さじ1	小さじ2
Ⓑ 砂糖	小さじ1/2	小さじ1
ローストナッツ（無塩）	20g	40g

作り方

1 鶏肉は大きめのそぎ切りにし、混ぜ合わせたⒶをまぶす。パプリカは大きめの乱切りに、しょうがはせん切りにする。

2 フライパンを中火で熱してごま油を入れ、鶏肉を広げながら入れて両面焼く。鶏肉に火が通ったら、パプリカ、赤唐辛子、しょうがを加えて軽く炒め、混ぜ合わせたⒷとナッツを加え炒め合わせる。

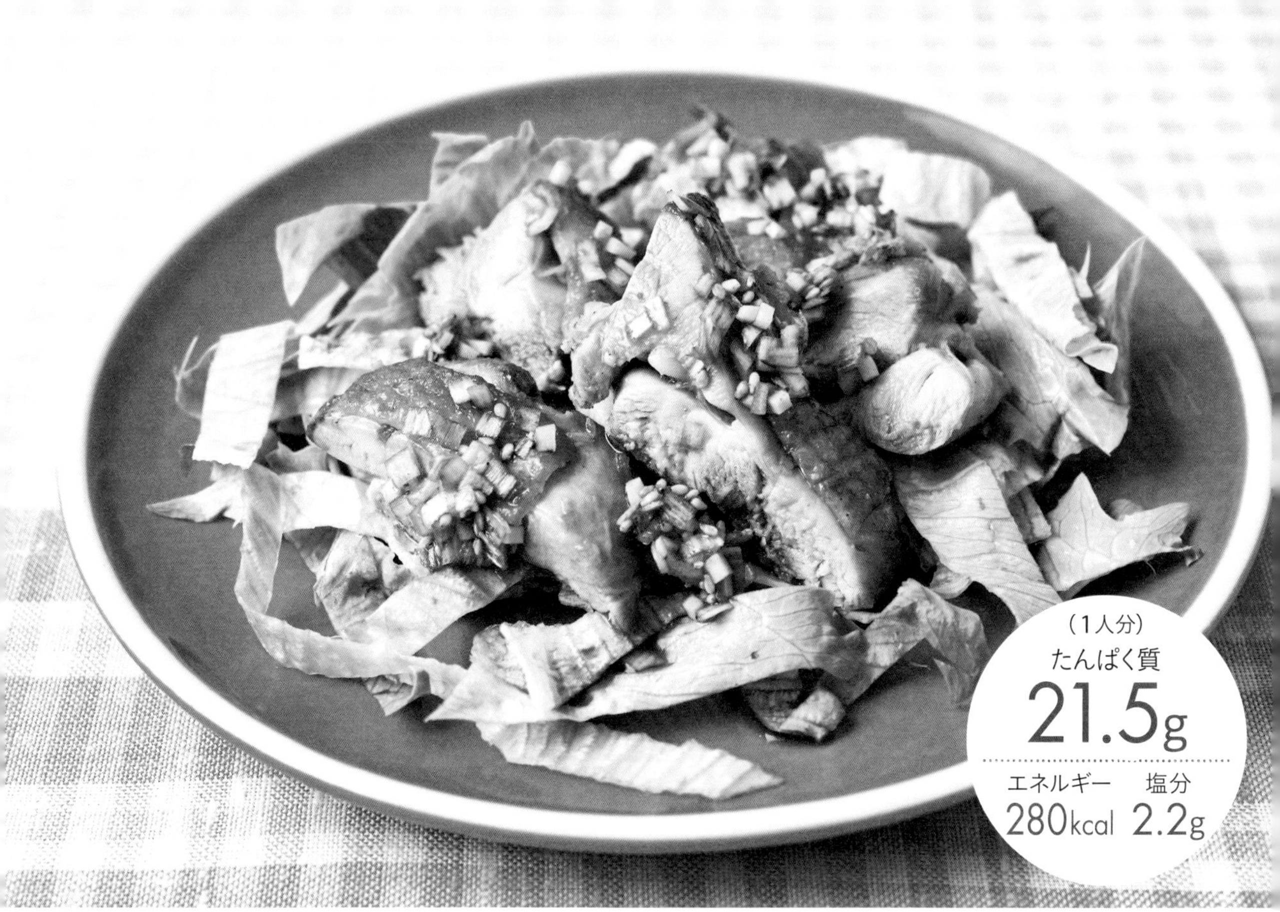
（1人分）
たんぱく質
21.5g
エネルギー 塩分
280kcal 2.2g

鶏肉は皮目からじっくり焼いてうまみを引き出す

チキンソテー 中華ソースがけ

夕食向け

材料	1人分	2人分
鶏もも肉	1/2枚（120g）	1枚（240g）
塩・こしょう	各少々	各少々
レタス	1枚（30g）	2枚（60g）
ごま油	小さじ1/2	小さじ1
A		
長ねぎ（みじん切り）	2cm分（10g）	4cm分（20g）
にんにく（みじん切り）	1/4かけ分	1/2かけ分
しょうゆ	小さじ1 1/2	大さじ1
酢	小さじ1	小さじ2
ラー油	小さじ1/4	小さじ1/2
いりごま	小さじ1/4	小さじ1/2
砂糖	少々	小さじ1/3
粉山椒	少々	少々

作り方

1 鶏肉は塩、こしょうをふる。レタスは太めのせん切りにする。

2 フライパンを中火で熱してごま油を入れ、鶏肉を皮がついているほうを下にして加え、中弱火で焼く。裏返して、同様に焼き上げる。

3 レタスを器にしき、食べやすく切った鶏肉を盛り、混ぜ合わせたⒶをかける。

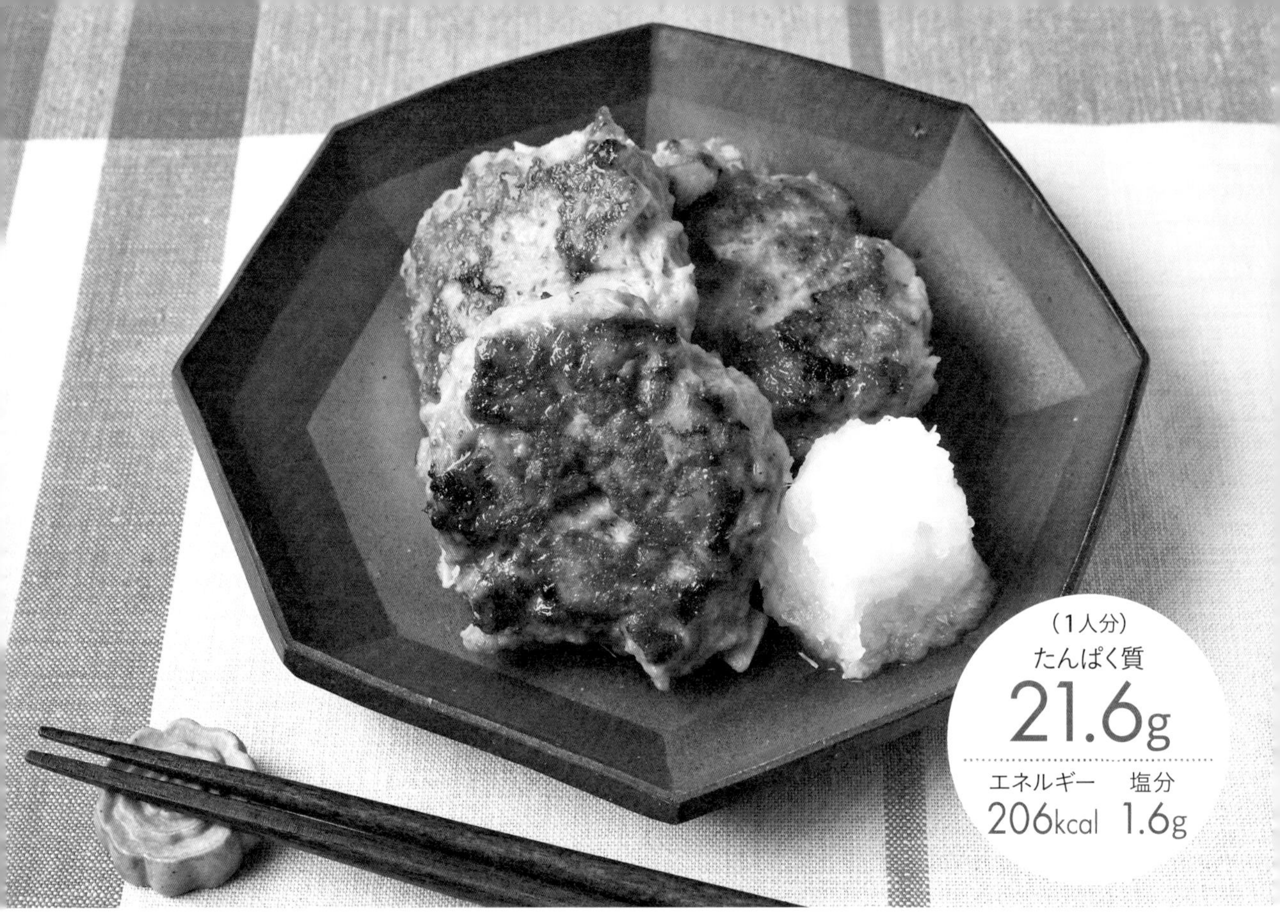
（1人分）
たんぱく質
21.6g
エネルギー 206kcal
塩分 1.6g

シャキシャキ食感がくせになる

れんこん鶏つくね焼き

夕食向け

材料	1人分	2人分
鶏ひき肉 皮なし	100g	200g
れんこん	40g	80g
Ⓐ 卵	1/4個	1/2個
Ⓐ 酒	小さじ1	小さじ2
Ⓐ 塩·こしょう	各少々	各少々
オリーブ油	小さじ1	小さじ1 1/2
Ⓑ しょうゆ	小さじ2/3	小さじ1 1/2
Ⓑ みりん	小さじ1/3	小さじ2/3
大根おろし	適量	適量

作り方

1 れんこんは袋に入れ、麺棒などでたたいて細かくする。ボウルにひき肉とⒶを入れ、粘りが出るまで混ぜ、れんこんを加えて混ぜ合わせる。3等分（2人分なら6等分）に分け、丸く平らな形にする。

2 フライパンを中火で熱してオリーブ油を入れ、1を並べ入れる。ふたをし、中弱火で4分焼いて裏返し、さらに同様に焼く。中まで火が通ったら、Ⓑを加えてからめる。

3 器に盛り、大根おろしを添える。

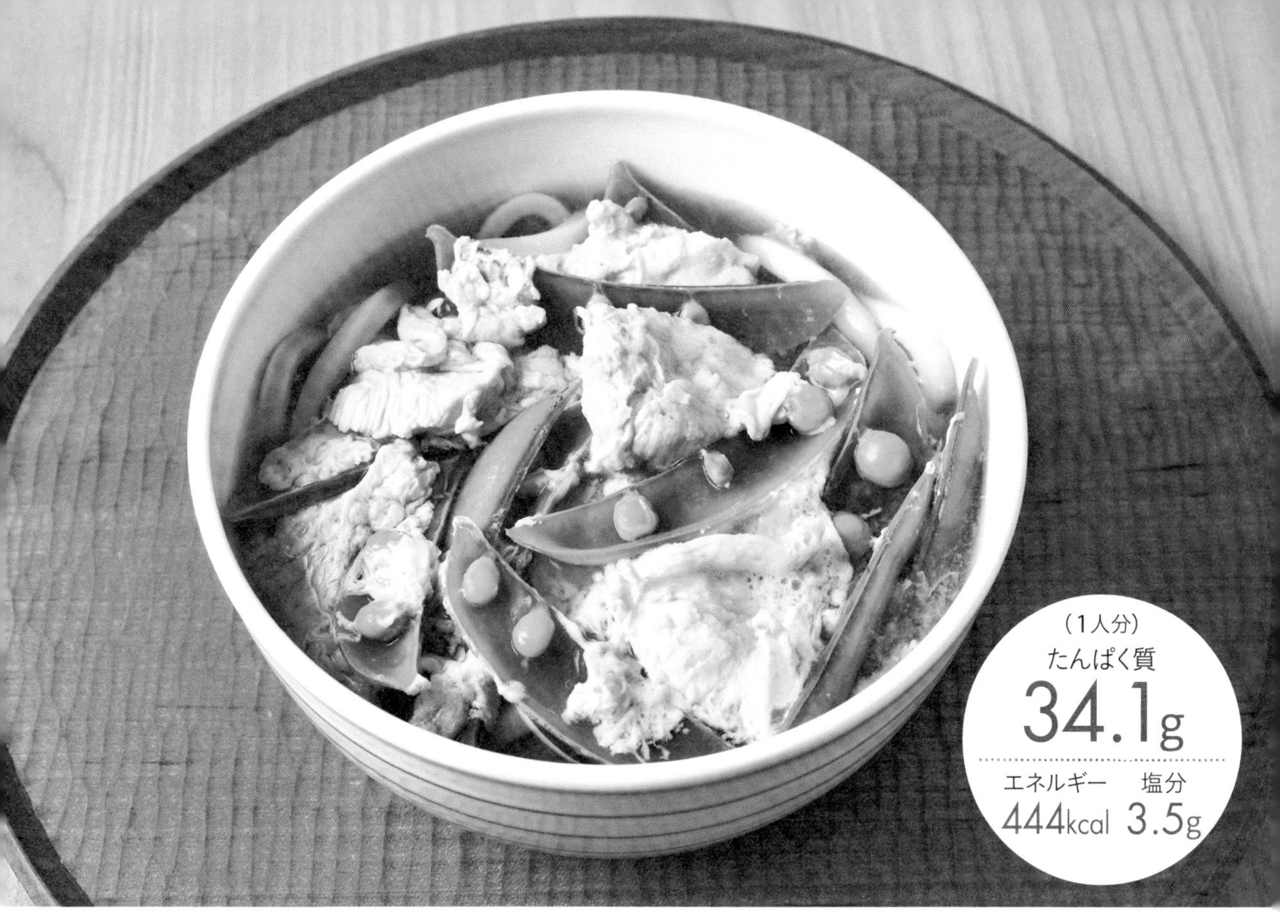

（1人分）
たんぱく質
34.1g
エネルギー 444kcal　塩分 3.5g

たんぱく質がしっかりとれて、しかも簡単！

親子うどん

昼食向け

材料	1人分	2人分
鶏ささみ	80g	160g
スナップえんどう	10本（50g）	20本（100g）
冷凍うどん	1玉	2玉
Ⓐ だし汁	1 1/4カップ	2 1/2カップ
Ⓐ しょうゆ	小さじ2	小さじ4
Ⓐ みりん	小さじ1	小さじ2
卵	1個	2個

作り方

1 ささみは筋を取り、薄切りにする。スナップえんどうは筋を取り、ラップに包んで電子レンジ（600W）で30秒加熱して、縦半分に割る。冷凍うどんは袋の表示通りにゆでる。

2 鍋にⒶを入れ、中火にかけて煮立て、ささみを加えて煮る。スナップえんどうを加え、さらにひと煮立ちしたら、溶き卵を回し入れ、好みのかたさにとじる。

3 うどんを器に盛り、2をかける。

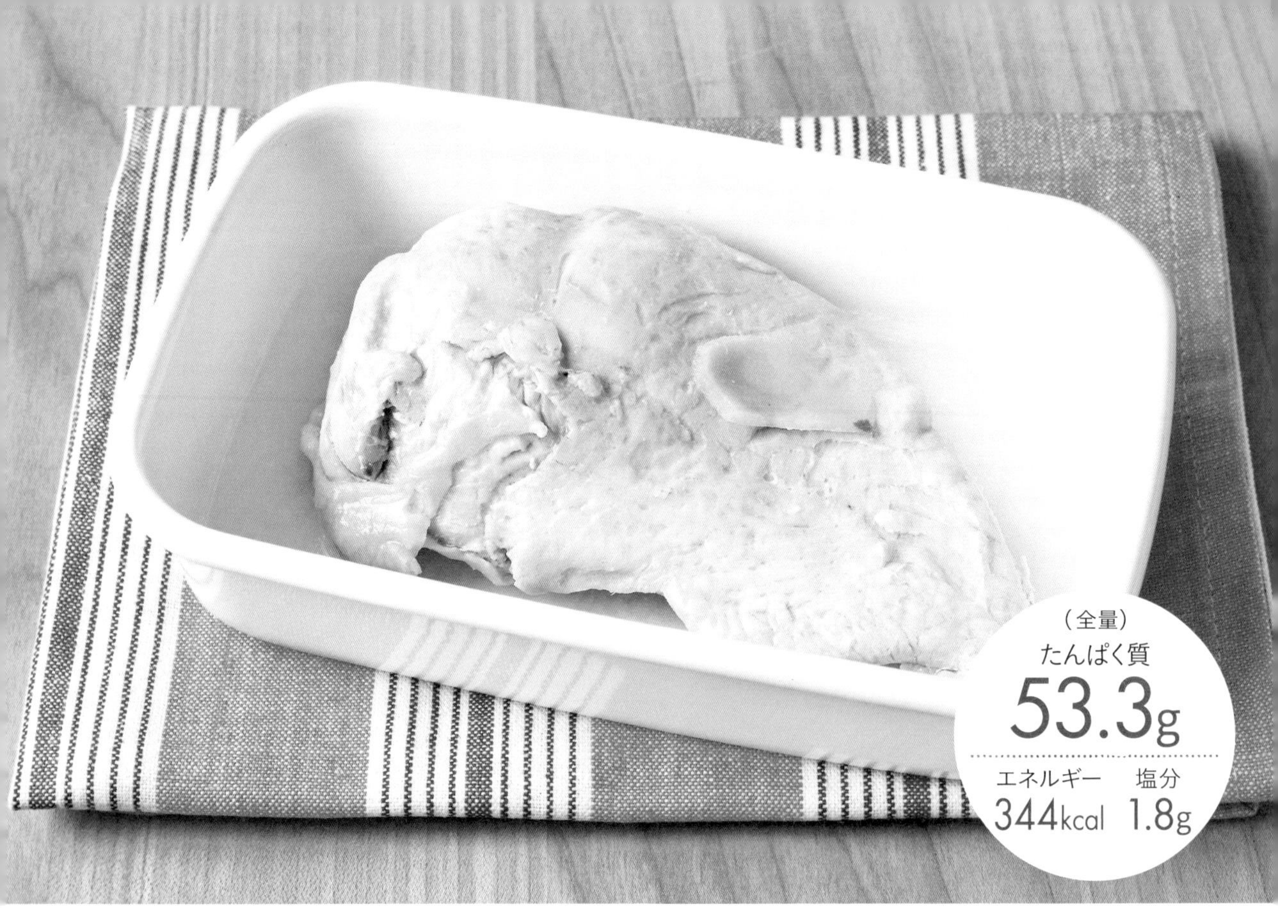

（全量）
たんぱく質
53.3g
エネルギー 344kcal
塩分 1.8g

スライスしてそのまま食べてもおいしい！

蒸し鶏

作りおき可

材料 作りやすい分量

鶏むね肉	1枚（250g）
塩	小さじ1/4
酒	小さじ2
しょうが（薄切り）	2枚

作り方

1 鶏肉は耐熱容器に入れて塩をすりこみ、酒をふりかけ、しょうがをのせる。ふんわりとラップをし、電子レンジ（600W）で3分加熱する。裏返してラップをし、さらに2分30秒加熱する。

2 粗熱をとり、保存容器に入れる。

フレイル予防のポイント

作りおきでもう一品プラス

作りおきがあれば、野菜と和えるだけですぐに副菜が作れます。たんぱく質がちょっと足りないな、と思ったときに便利です。

蒸し鶏のアレンジレシピ

ラー油がピリリときいた簡単和えもの

蒸し鶏ともやしの中華和え

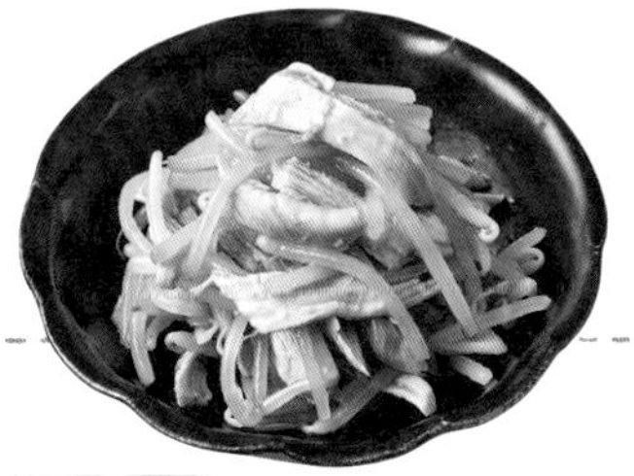

（1人分）
たんぱく質 11.4g
エネルギー 89kcal　塩分 0.9g

材料	1人分	2人分
蒸し鶏（右ページ参照）	1/6枚	1/3枚
もやし	100ｇ	200ｇ
酢	小さじ1	小さじ2
Ⓐ しょうゆ	小さじ2/3	小さじ1 1/2
ラー油	小さじ1/4	小さじ1/2

作り方

1 蒸し鶏は食べやすい大きさに割く。もやしは耐熱容器に入れてラップをかけ、電子レンジ（600W）で1分30秒加熱し、粗熱をとる。

2 ボウルに1を入れ、Ⓐを加えて混ぜ合わせる。

ヨーグルトを加えてさっぱりドレッシングに

蒸し鶏サラダ

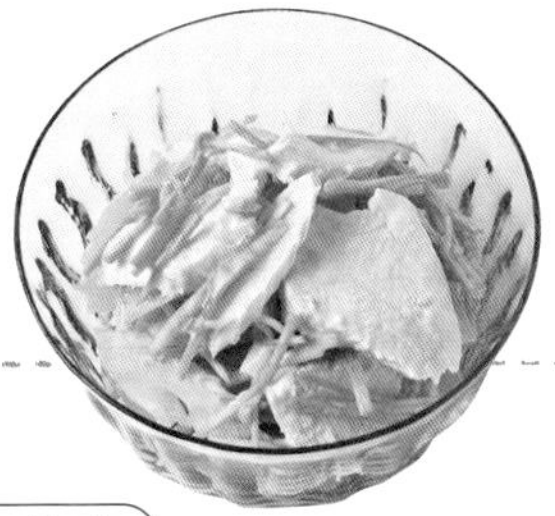

（1人分）
たんぱく質 9.6g
エネルギー 101kcal　塩分 0.7g

材料	1人分	2人分
蒸し鶏（右ページ参照）	1/6枚	1/3枚
セロリ	小1/2本	小1本
にんじん	2cm（20ｇ）	4cm（40ｇ）
プレーンヨーグルト	小さじ2	小さじ4
マヨネーズ	小さじ1	小さじ2
Ⓐ 酢	小さじ1/2	小さじ1
練りからし	少々	少々

作り方

1 蒸し鶏は薄切りに、セロリは斜め切りに、にんじんはせん切りにする。

2 ボウルに1を入れ、Ⓐを加えて混ぜ合わせる。

ごまの風味が鶏肉のうまみを引き立てる

蒸し鶏といんげんのごま和え

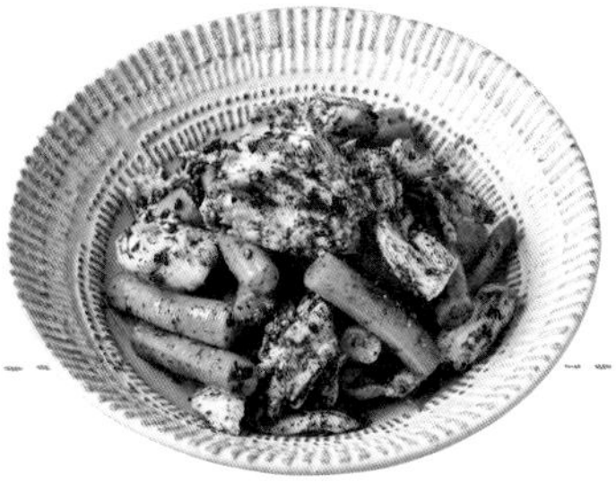

（1人分）
たんぱく質 11.4g
エネルギー 173kcal　塩分 0.9g

材料	1人分	2人分
蒸し鶏（右ページ参照）	1/6枚	1/3枚
さやいんげん	10本（60ｇ）	20本（120ｇ）
黒すりごま	小さじ2	小さじ4
Ⓐ しょうゆ	小さじ2/3	小さじ1 1/2
砂糖	小さじ1/3	小さじ2/3

作り方

1 蒸し鶏は食べやすい大きさに割く。さやいんげんはゆでて3cm長さに切る。

2 ボウルに1を入れ、Ⓐを加えて混ぜ合わせる。

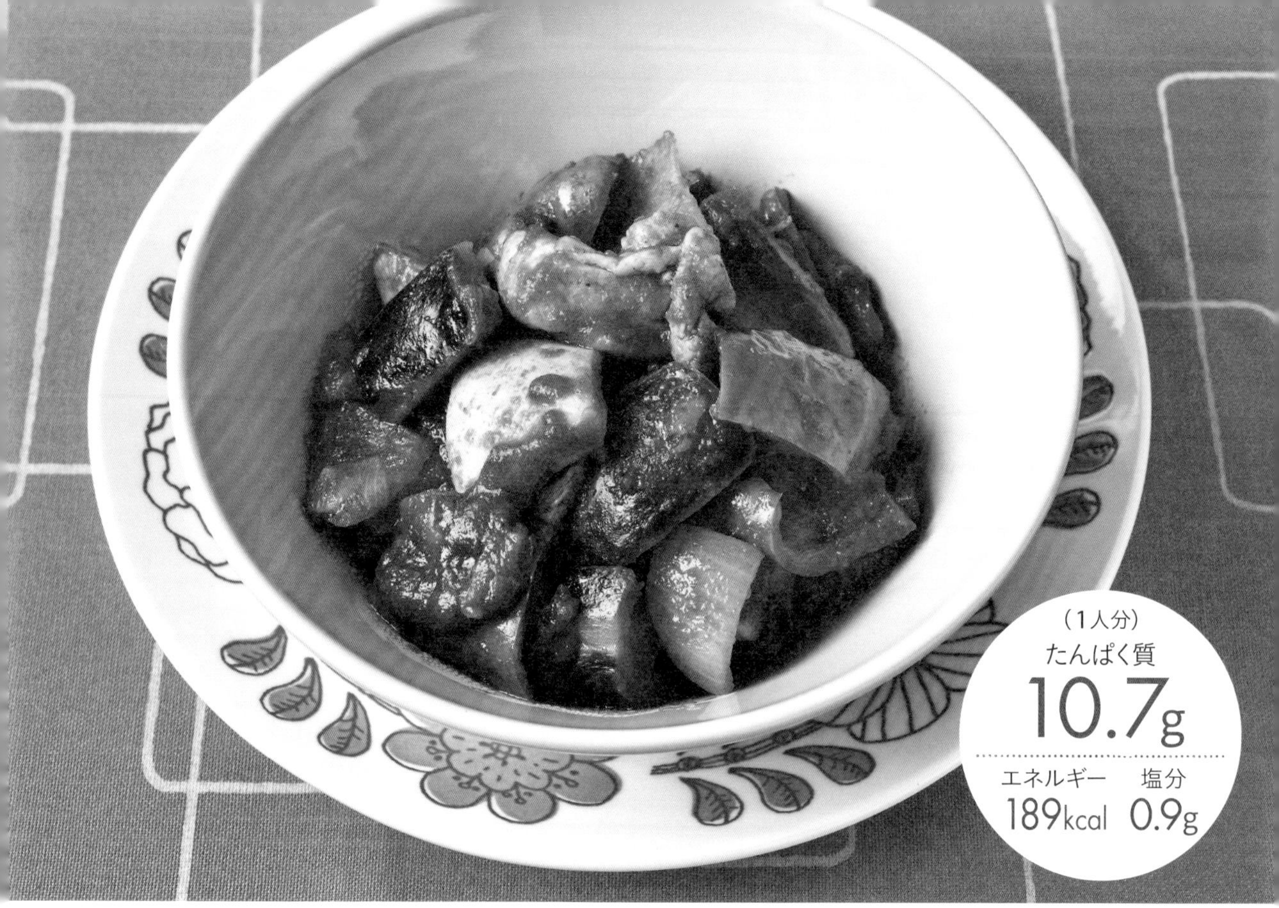
（1人分）
たんぱく質
10.7g
エネルギー 塩分
189kcal 0.9g

鶏肉を加えて、たんぱく質アップ

鶏肉入りラタトゥイユ

朝食向け　昼食向け　夕食向け　作りおき可

材料	1人分	2人分
鶏もも肉	50g	100g
こしょう	少々	少々
玉ねぎ	1/8個	1/4個
なす	1本	2本
ピーマン	1個	2個
オリーブ油	小さじ1	小さじ2
にんにく(みじん切り)	1/4かけ分	1/4かけ分
Ⓐトマト缶(カット)	100g	200g
Ⓐローリエ	1/4枚	1/2枚
Ⓐ白ワイン	小さじ2	小さじ2
塩	少々	小さじ1/4
こしょう	少々	少々

作り方

1 鶏もも肉は大きめのひと口大に切ってこしょうをふる。玉ねぎとなすはそれぞれ大きめの角切りに、ピーマンは大きめの乱切りにする。

2 鍋にオリーブ油とにんにくを入れ、中火にかける。香りが出たら、玉ねぎ、鶏肉を加えて炒める。鶏肉に火が通ってきたら、なすとピーマンも加える。

3 全体に火が通ったら、Ⓐを入れて混ぜ、ふたをする。沸騰したら、弱火にして10分くらい煮て、塩、こしょうで味を調える。

鉄分も補給できて貧血予防にも

鶏レバーのしょうが煮

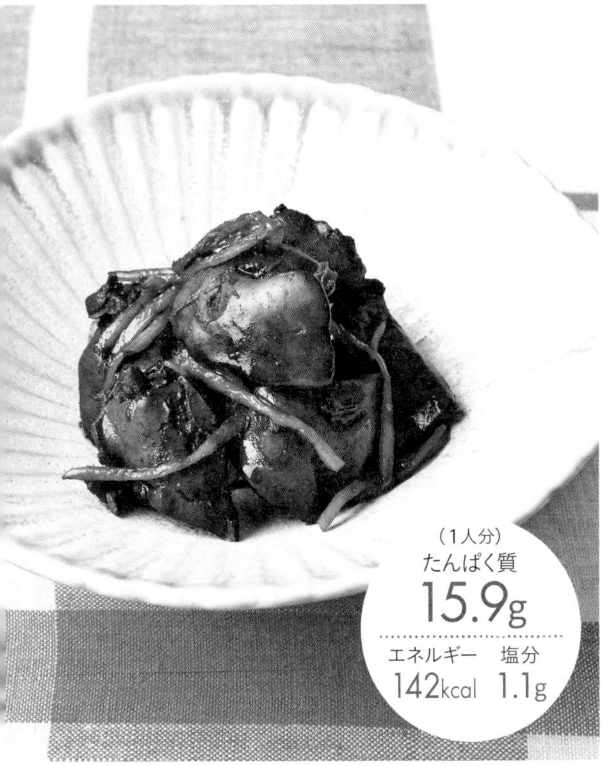

(1人分)
たんぱく質
15.9g
エネルギー 142kcal 塩分 1.1g

材料

材料	1人分	2人分
鶏レバー	80g	160g
しょうが	1かけ	2かけ
Ⓐ 水	1/4カップ	1/3カップ
Ⓐ 酒	大さじ3	1/2カップ弱
Ⓐ しょうゆ	小さじ1	小さじ2
Ⓐ 砂糖	小さじ1/2	小さじ1

作り方

1 レバーはひと口大に切り、熱湯で表面が白くなるまでゆで、5分くらい水にさらし、キッチンペーパーなどで水けをとる。しょうがはせん切りにする。

2 鍋にⒶを入れ、中火にかけて煮立て、1を加え、ホイルで落としぶたをする。沸騰したら、弱火にして10分くらい煮る。落としぶたをとり、火を強めて汁けをとばしながら煮汁をからめる。

ひき肉をスプーンで落とし入れるだけだから簡単

鶏肉団子とチンゲン菜のしょうがみそ汁

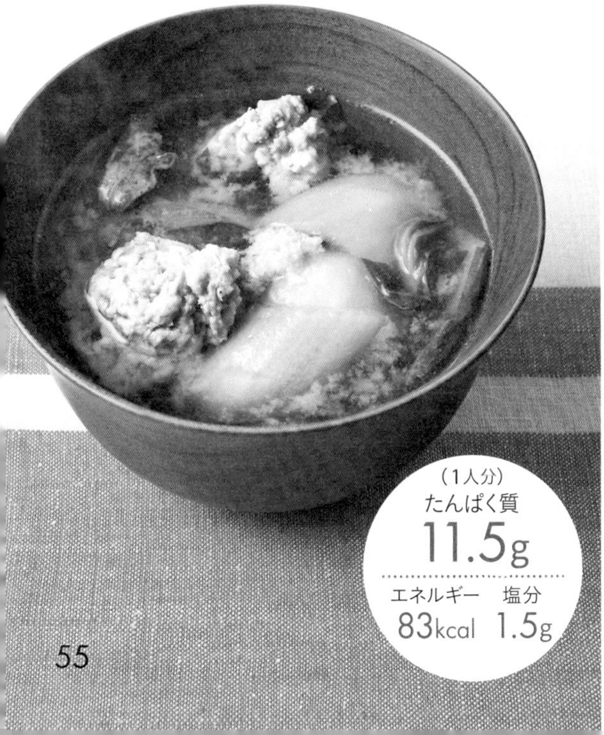

(1人分)
たんぱく質
11.5g
エネルギー 83kcal 塩分 1.5g

材料

材料	1人分	2人分
鶏ひき肉皮なし	50g	100g
チンゲン菜	1/2株(50g)	1株(100g)
だし汁	1カップ	2カップ
みそ	小さじ1 1/2	大さじ1
おろししょうが	1/2かけ分	1かけ分

作り方

1 チンゲン菜は3㎝長さに切る。

2 鍋にだし汁を入れて中火にかけ、ひき肉をスプーンなどでまとめて落とし入れてふたをする。沸騰したら弱火で7〜8分煮る。1を加え煮立ったらみそを溶き入れて器に盛り、おろししょうがをのせる。

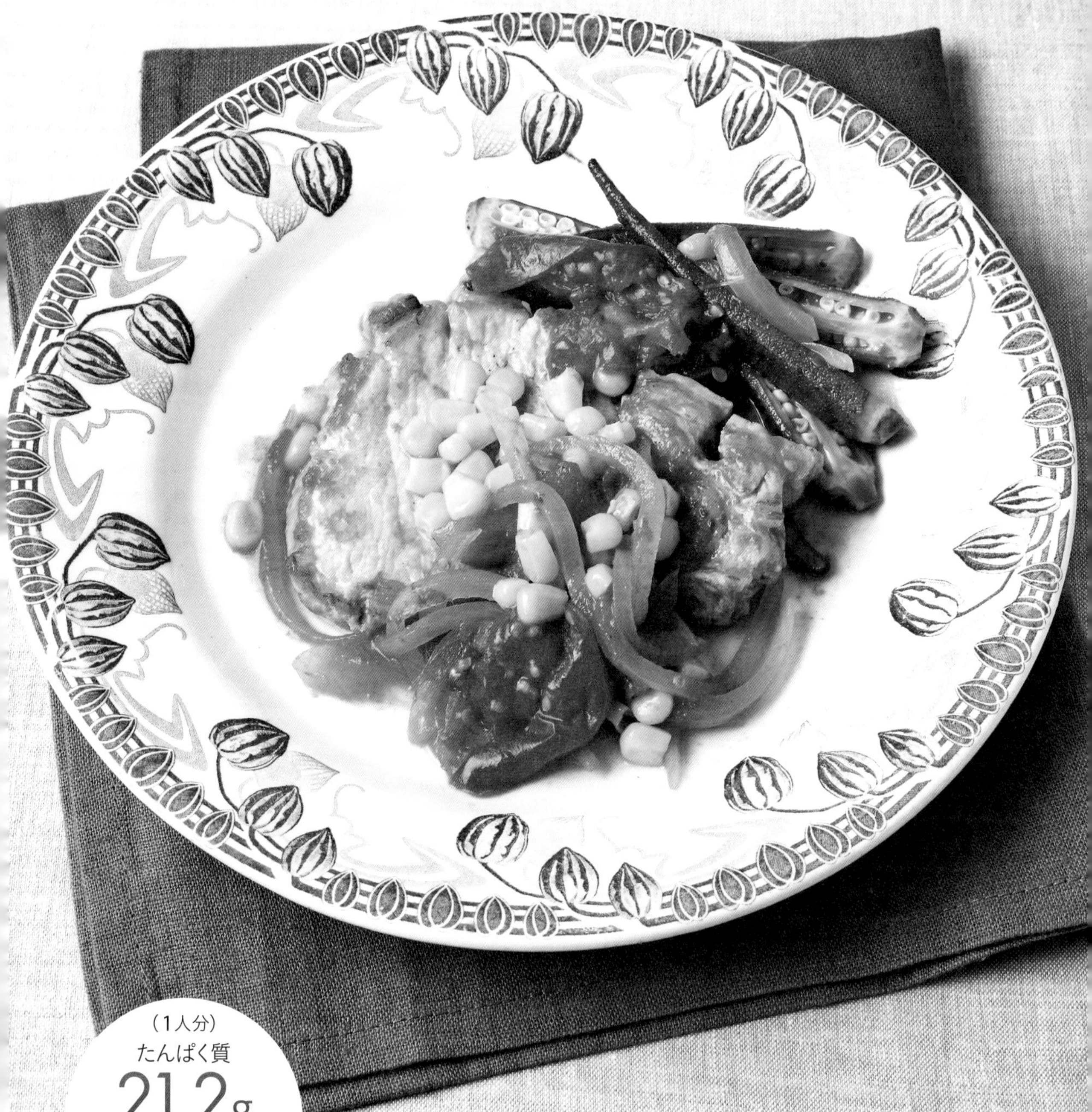

（1人分）
たんぱく質
21.2g

エネルギー 350kcal
塩分 1.7g

たんぱく質もビタミンもしっかりとれる

豚肉と彩り野菜の蒸し煮

夕食向け

材料

材料	1人分	2人分
豚ロース肉とんかつ用	1枚（100 g）	2枚（200 g）
塩	少々	小さじ1/4
こしょう	少々	少々
玉ねぎ	1/8個	1/4個
オクラ	3本	6本
トマト	1/2個	1個
冷凍コーン	20 g	40 g
にんにく（薄切り）	1枚	1/4かけ分
オリーブ油	小さじ1	小さじ2
Ⓐ 塩	少々	ひとつまみ
Ⓐ こしょう	少々	少々

作り方

1 豚肉は筋切りし、塩、こしょうを両面にふる。玉ねぎはせん切りにする。オクラは表面を塩（分量外）でこすり、洗い流してガクをむいて縦半分に切る。トマトはへたを取ってくし形に切る。

2 フライパンを中火で熱してオリーブ油を入れ、豚肉の筋切りした面を下にして加える。焼き目がついたら裏返し、玉ねぎ、コーン、にんにく、トマトを加え、ふたをして弱火で10分くらい蒸し焼きにする。

3 水分が出てきたら、オクラ、Ⓐを加え、3分くらい煮る。

フレイル予防のポイント

厚みのある肉で噛む力をキープ

とんかつ用のように厚みのある肉は、よく噛まないと飲み込むことができません。意識してとり、噛む力を維持しましょう。

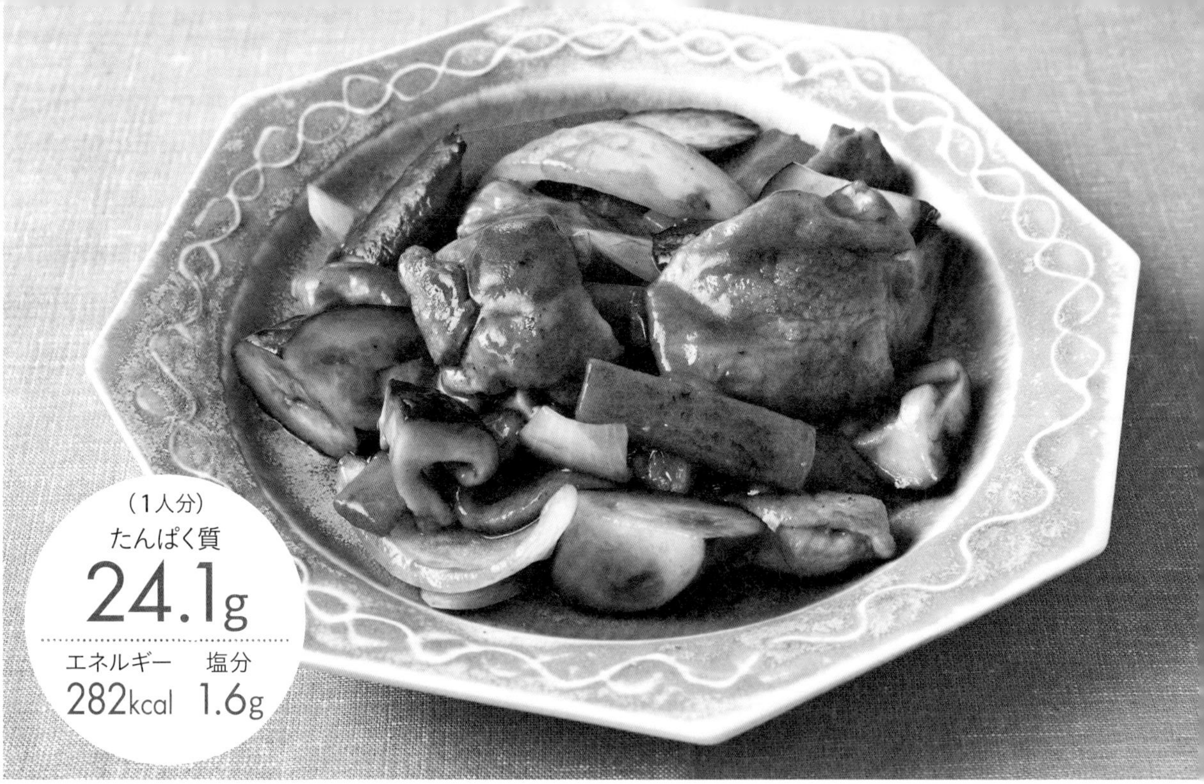

（1人分）
たんぱく質
24.1g
エネルギー 282kcal
塩分 1.6g

いろいろな野菜を入れて満足感のある一皿に

炒め酢豚

夕食向け

材料		1人分	2人分
豚もも肉しょうが焼き用		100ｇ	200ｇ
Ⓐ	片栗粉	小さじ1	小さじ2
Ⓐ	酒	小さじ1	小さじ1
Ⓐ	こしょう	少々	少々
玉ねぎ		1/4個	1/2個
にんじん		1/6本（30ｇ）	1/3本（60ｇ）
しいたけ		1枚	2枚
きゅうり		1/2本	1本
ごま油		小さじ1 1/2	大さじ1
Ⓑ	水	大さじ3	大さじ5
Ⓑ	酢	小さじ2	小さじ4
Ⓑ	しょうゆ	小さじ1 1/2	大さじ1
Ⓑ	ケチャップ	小さじ1 1/2	大さじ1
Ⓑ	砂糖	小さじ1	小さじ2
水溶き片栗粉	水	小さじ1 1/2	大さじ1
水溶き片栗粉	片栗粉	小さじ1/2	小さじ1

作り方

1 豚肉は大きめのひと口大に切り、Ⓐを混ぜ合わせる。玉ねぎは大きめのくし形切りに、にんじんは短冊切りに、しいたけは4等分に、きゅうりは大きめの乱切りにする。

2 フライパンを中火で熱してごま油を入れ、豚肉を入れて両面焼く。火が通ったら、玉ねぎ、にんじん、しいたけを加えさらに炒める。

3 全体に火が通ってきたら、きゅうりを加えてさっと炒め、混ぜ合わせたⒷを加える。ひと煮立ちしたら、水溶き片栗粉を回し入れてとろみをつける。

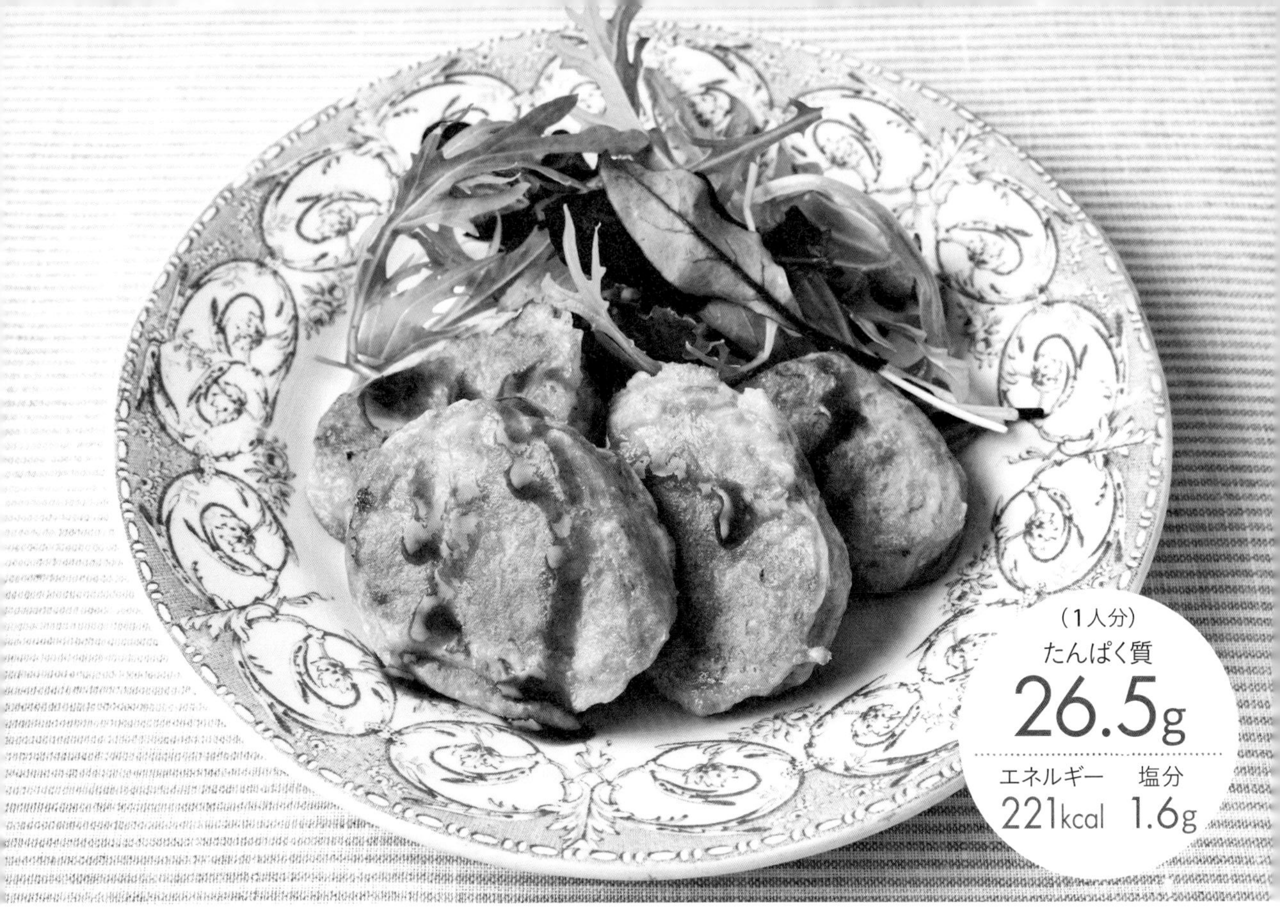

（1人分）
たんぱく質
26.5g
エネルギー 221kcal
塩分 1.6g

衣の卵とチーズからもたんぱく質がとれる

ポークピカタ

夕食向け

材料	1人分	2人分
豚ひれ肉ブロック	100g	200g
塩	少々	小さじ1/4
こしょう	少々	少々
小麦粉	適量	適量
Ⓐ 卵	1/2個	1個
Ⓐ 粉チーズ	小さじ1	小さじ2
オリーブ油	小さじ1	小さじ2
ミックスリーフ	適量	適量
中濃ソース	小さじ1 1/2	大さじ1

作り方

1 豚肉は8㎜厚さに切り、塩、こしょうをふる。小麦粉を全体に薄くまぶし、混ぜ合わせたⒶをからめる。残ったⒶはとっておく。

2 フライパンにオリーブ油を入れて中火にかけ、1を並べ入れる。フライパンが温まってきたら弱火にし、焦がさないように時おり裏返す。焼きながら、数回に分けて残ったⒶを加え、よくからませる。

3 器にミックスリーフと2を盛り、中濃ソースをかける。

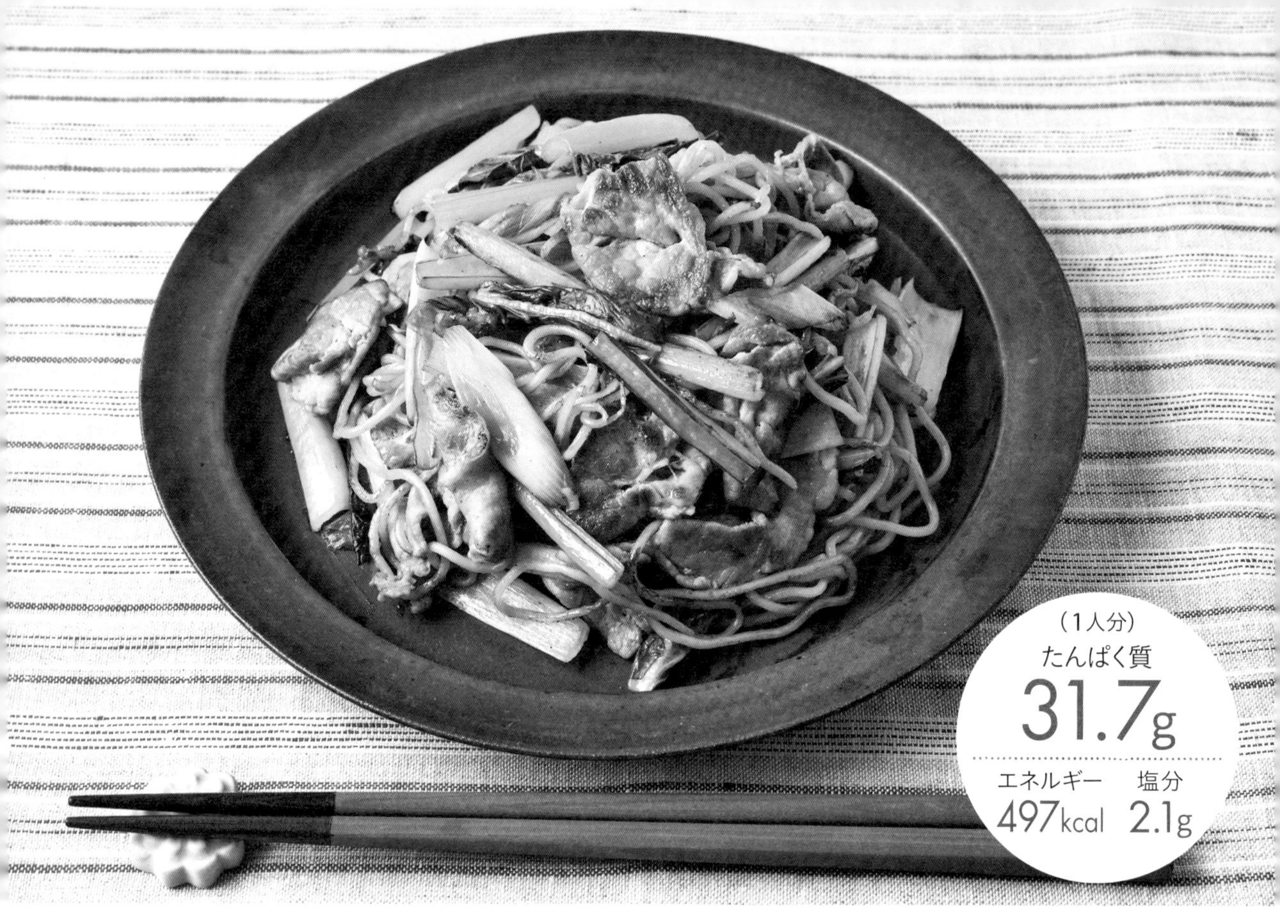
（1人分）
たんぱく質
31.7g
エネルギー 497kcal
塩分 2.1g

コクのあるオイスターソースが麺にしっかりからむ

豚肉と小松菜の焼きそば

昼食向け

材料	1人分	2人分
豚もも肉切り落とし	100g	200g
長ねぎ	1/4本	1/2本
小松菜	2株（80g）	4株（160g）
中華蒸し麺	1玉	2玉
ごま油	小さじ2	小さじ4
Ⓐ オイスターソース	小さじ1	小さじ2
Ⓐ しょうゆ	小さじ1	小さじ2
Ⓐ こしょう	少々	少々

作り方

1 豚肉は食べやすい大きさに切り、長ねぎは斜め切りに、小松菜は3㎝長さに切る。中華麺は袋の口を開けて、そのまま電子レンジ（600W）で1分加熱し、ほぐす。

2 フライパンを中火で熱してごま油を入れ、豚肉を炒める。火が通ってきたら、長ねぎを加えて香りを出し、小松菜と中華麺を加え、Ⓐを加えて味つけをする。

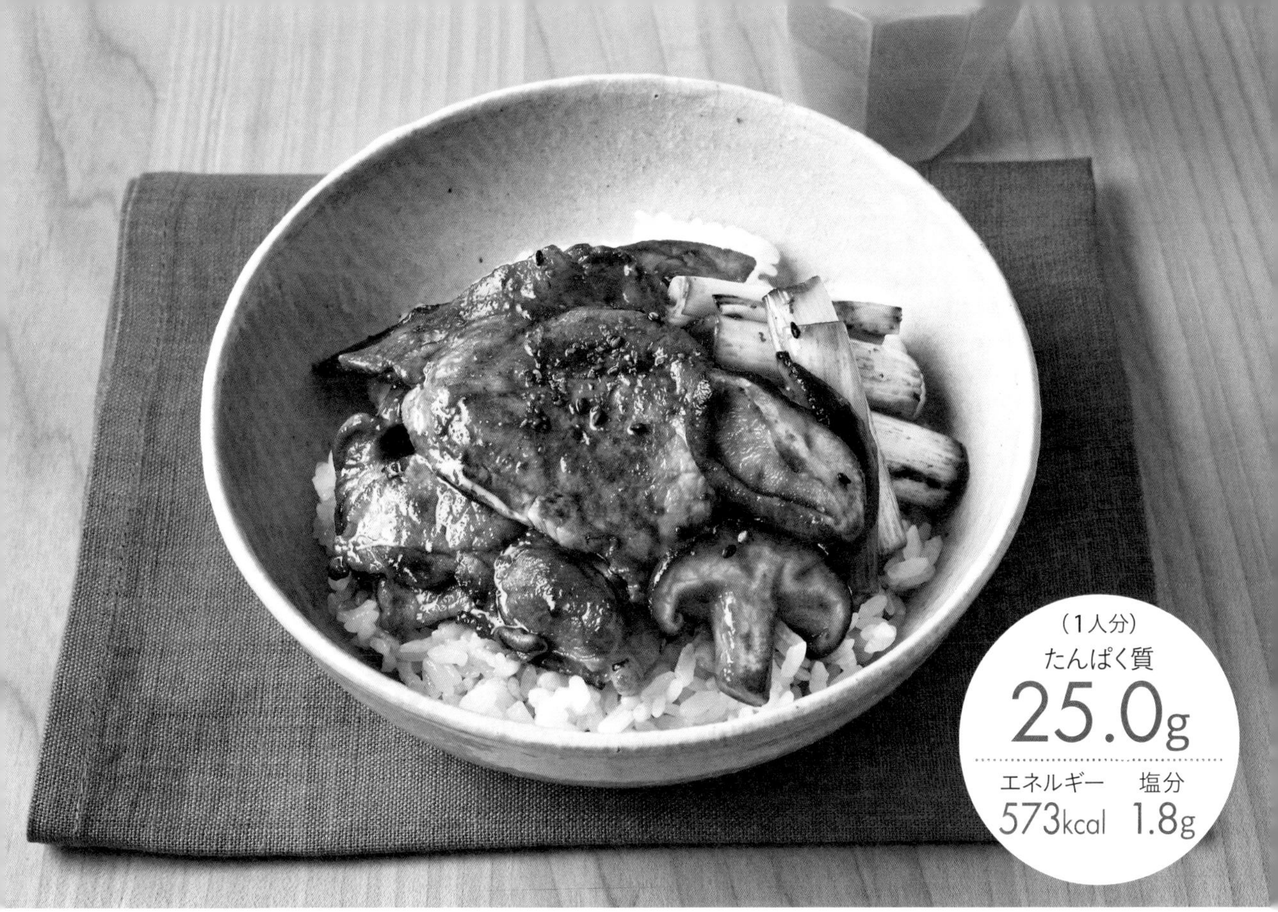

（1人分）
たんぱく質
25.0g
エネルギー 573kcal 塩分 1.8g

具材を大きめに切って食べごたえアップ

豚丼

昼食向け　夕食向け

材料	1人分	2人分
豚ロース肉 しょうが焼き用	100g	200g
長ねぎ	1/4本	1/2本
しいたけ	1枚	2枚
ごま油	小さじ1	小さじ2
Ⓐしょうゆ	小さじ2	小さじ4
Ⓐみりん	小さじ2	小さじ4
Ⓐ砂糖	小さじ1/4	小さじ1/2
温かいごはん	150g	300g
七味唐辛子	適宜	適宜

作り方

1 豚肉は半分に切り、長ねぎは縦半分に切ってさらに3cm長さに切る。しいたけは3等分にする。

2 フライパンを中火で熱してごま油を入れ、1を炒める。全体に火が通ったら、混ぜ合わせたⒶを加えてよくからめる。

3 丼にごはんを盛り、2をのせる。お好みで七味唐辛子をふる。

ボリューム満点の副菜

豚しゃぶサラダ

材料	1人分	2人分
豚ロース肉しゃぶしゃぶ用	50g	100g
水菜	2株（40g）	4株（80g）
玉ねぎ	1/8個	1/4個
Ⓐ ポン酢しょうゆ	小さじ1 1/2	大さじ1
Ⓐ オリーブ油	小さじ1	小さじ2

作り方

1 豚肉は熱湯でさっとゆでて水にとり、水けをきる。水菜は3㎝長さに切る。玉ねぎはせん切りにし、水にさらして水けをよくきる。

2 器に水菜、玉ねぎ、豚肉を順に盛り、混ぜ合わせたⒶを回しかける。

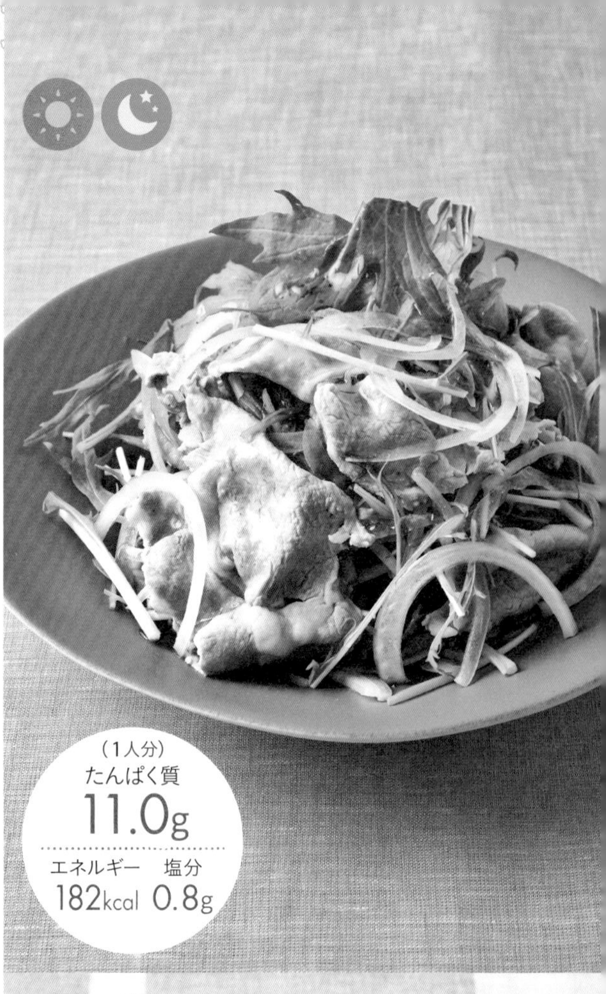

（1人分）
たんぱく質 11.0g
エネルギー 182kcal　塩分 0.8g

ほくほくかぼちゃに豚肉がよく合う

豚肉とかぼちゃの炒め煮

材料	1人分	2人分
豚もも肉切り落とし	40g	80g
かぼちゃ	正味100g	正味200g
サラダ油	小さじ1/2	小さじ1
しょうが（薄切り）	1/2かけ分	1かけ分
Ⓐ だし汁	1/3カップ	1/2カップ強
Ⓐ 赤唐辛子	1/2本	1本
Ⓐ しょうゆ	小さじ2/3	小さじ1 1/2
Ⓐ 砂糖	小さじ1/4	小さじ1/2

作り方

1 豚肉はひと口大に切り、かぼちゃは大きめのひと口大に切る。

2 鍋にサラダ油を入れて中火にかけ、1としょうがを炒める。火が通ってきたら、Ⓐを加えてふたをし、10分くらい煮る。

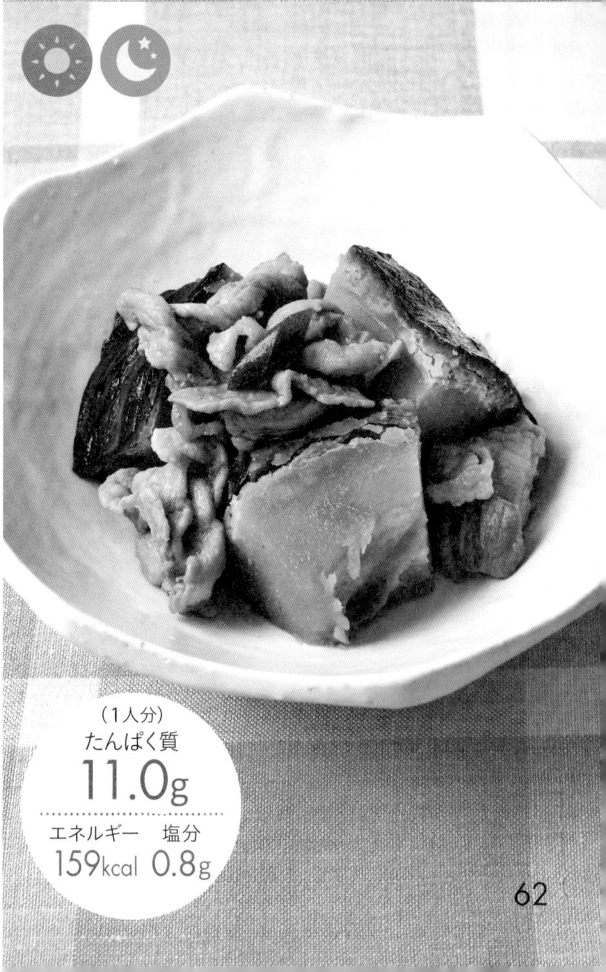

（1人分）
たんぱく質 11.0g
エネルギー 159kcal　塩分 0.8g

植物性たんぱく質豊富

豆乳豚汁

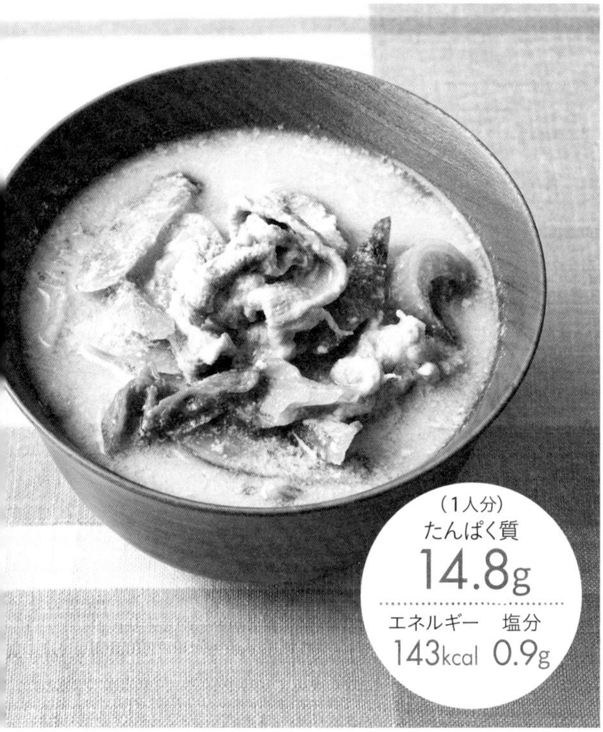

(1人分)
たんぱく質
14.8g
エネルギー 143kcal
塩分 0.9g

材料	1人分	2人分
豚もも肉切り落とし	40g	80g
白菜	1/2枚	1枚
長ねぎ	1/8本	1/4本
ごぼう	1/5本(30g)	2/5本(60g)
だし汁	3/4カップ	1 1/2カップ
豆乳	1/2カップ	1カップ
みそ	小さじ1	小さじ2

作り方

1 豚肉はひと口大に切り、白菜は2cm幅に切り、長ねぎは小口切りにする。ごぼうは厚めのささがきにし、水にさらして水けをきる。

2 鍋にだし汁、白菜、ごぼうを入れて中火で煮立てる。ひと煮立ちしたら、豚肉を加え、ふたをして弱火で5分くらい煮る。長ねぎ、豆乳を加え、みそを溶き入れ、さらにひと煮立ちさせる。

具だくさんがうれしい

沢煮椀

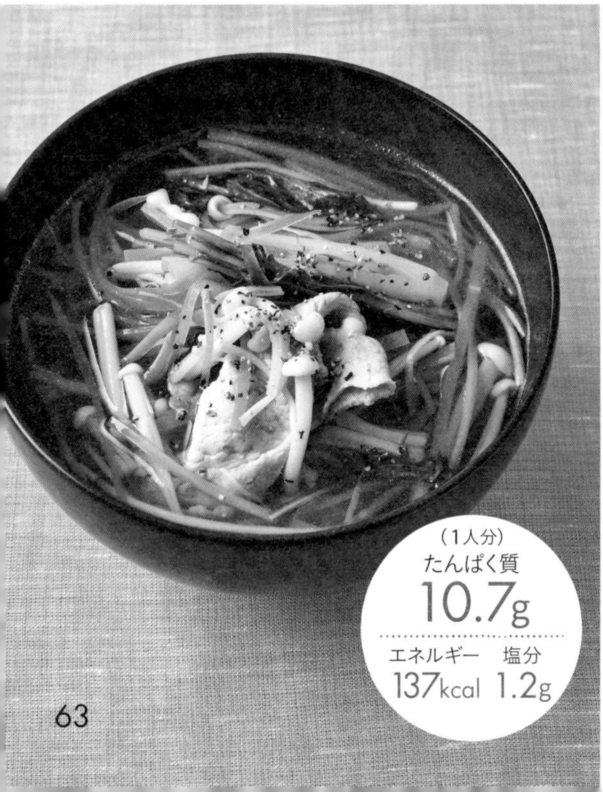

(1人分)
たんぱく質
10.7g
エネルギー 137kcal
塩分 1.2g

材料	1人分	2人分
豚ロース肉しゃぶしゃぶ用	40g	80g
水菜	2株(40g)	4株(80g)
えのきたけ	1/4パック	1/2パック
にんじん	1/6本(30g)	1/3本(60g)
だし汁	1カップ	2カップ
塩	少々	ひとつまみ
しょうゆ	小さじ1/2	小さじ1
粗びき黒こしょう	少々	少々

作り方

1 水菜は3cm幅に切り、えのきたけは根元を切って長さを半分に切り、にんじんはせん切りにする。

2 鍋にだし汁を入れて中火にかける。豚肉と塩を加えて、ひと煮立ちしたら、にんじん、えのきたけ、水菜を加えてさっと煮、しょうゆで味を調える。

3 2を器に盛り、粗びきこしょうをふる。

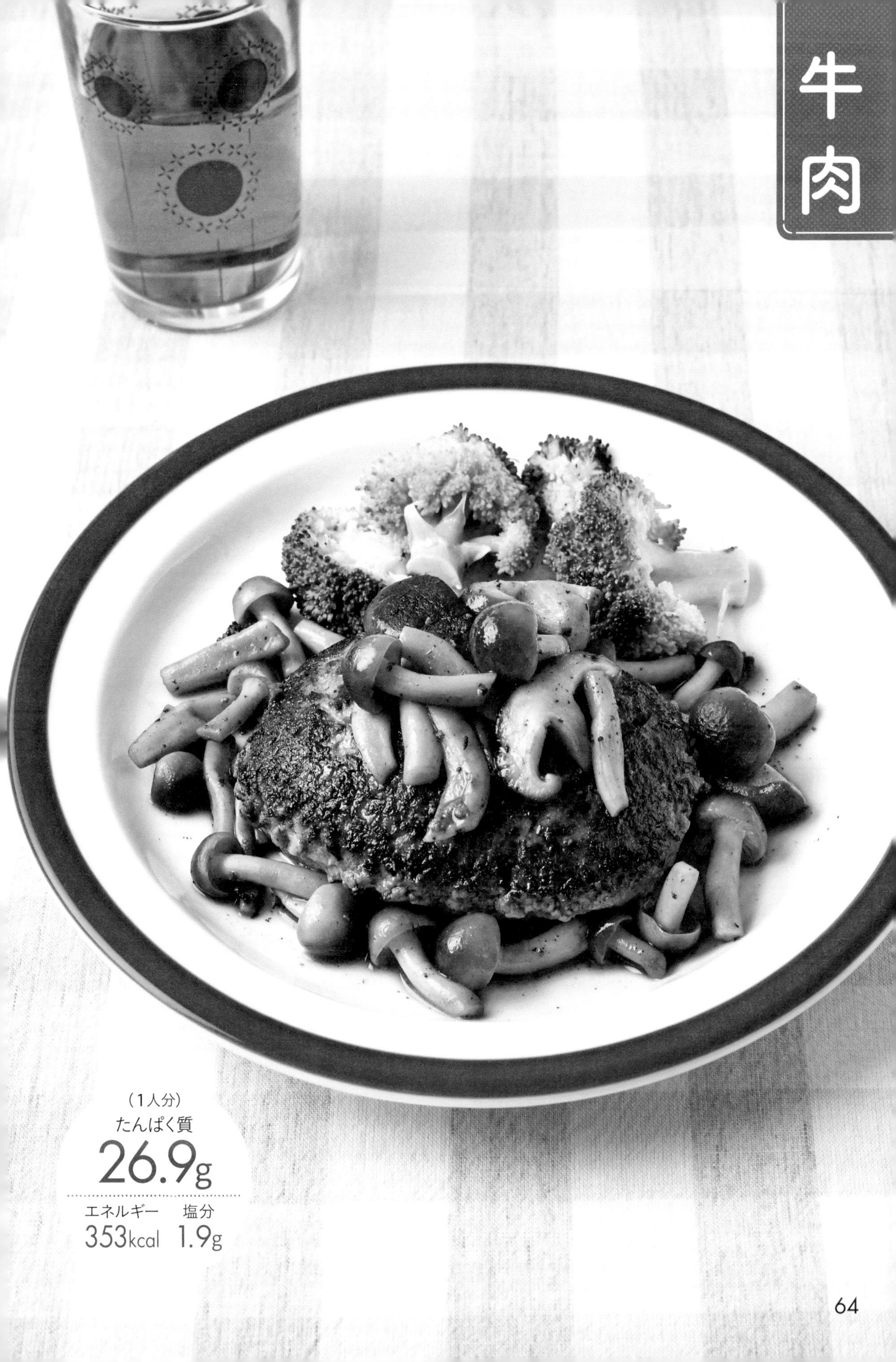

（1人分）
たんぱく質
26.9g

エネルギー 353kcal
塩分 1.9g

きのこのビタミンDがたんぱく質の働きをサポート

ハンバーグ きのこソース

夕食向け

材料	1人分	2人分
合いびき肉	100g	200g
玉ねぎ	1/8個	1/4個
バター	小さじ2	小さじ4
ブロッコリー	40g	80g
しいたけ	2枚	4枚
しめじ	1/2パック	1パック
Ⓐ 卵	1/4個	1/2個
Ⓐ 塩	少々	ひとつまみ
Ⓐ こしょう・ナツメグ	各少々	各少々
オリーブ油	小さじ1	小さじ1 1/2
Ⓑ 水	大さじ2	大さじ3
Ⓑ しょうゆ	小さじ1	小さじ2
Ⓑ みりん	小さじ1/2	小さじ1/2

フレイル予防のポイント

ビタミンDが骨を強くする

きのこに含まれるビタミンDは、たんぱく質の働きを活性化し、骨づくりを助けます。カルシウムを多く含む副菜などを合わせると、より効果的に。

作り方

1 玉ねぎはみじん切りにし、半量のバターとともに耐熱容器に入れ、ラップをせずに電子レンジ（600W）で30秒加熱し、冷ます。ブロッコリーは小房に分けて縦半分に切り、しいたけは薄切りに、しめじは小房に分ける。

2 ボウルにひき肉とⒶを入れ、粘りが出るまで混ぜ合わせる。1の玉ねぎを加えてさらに混ぜ、空気を抜きながら小判形に整える。

3 フライパンを中火で熱してオリーブ油を入れ、2を並べ入れ、ふたをして中火で1分、弱火で4分焼く。裏返して、あいているところにブロッコリーを入れ、ふたをしてさらに同様に焼き、火が通ったら器に盛る。

4 2のフライパンを中火にかけ、残りのバター、しいたけ、しめじを入れて炒め、Ⓑを加えて煮立て3にかける。

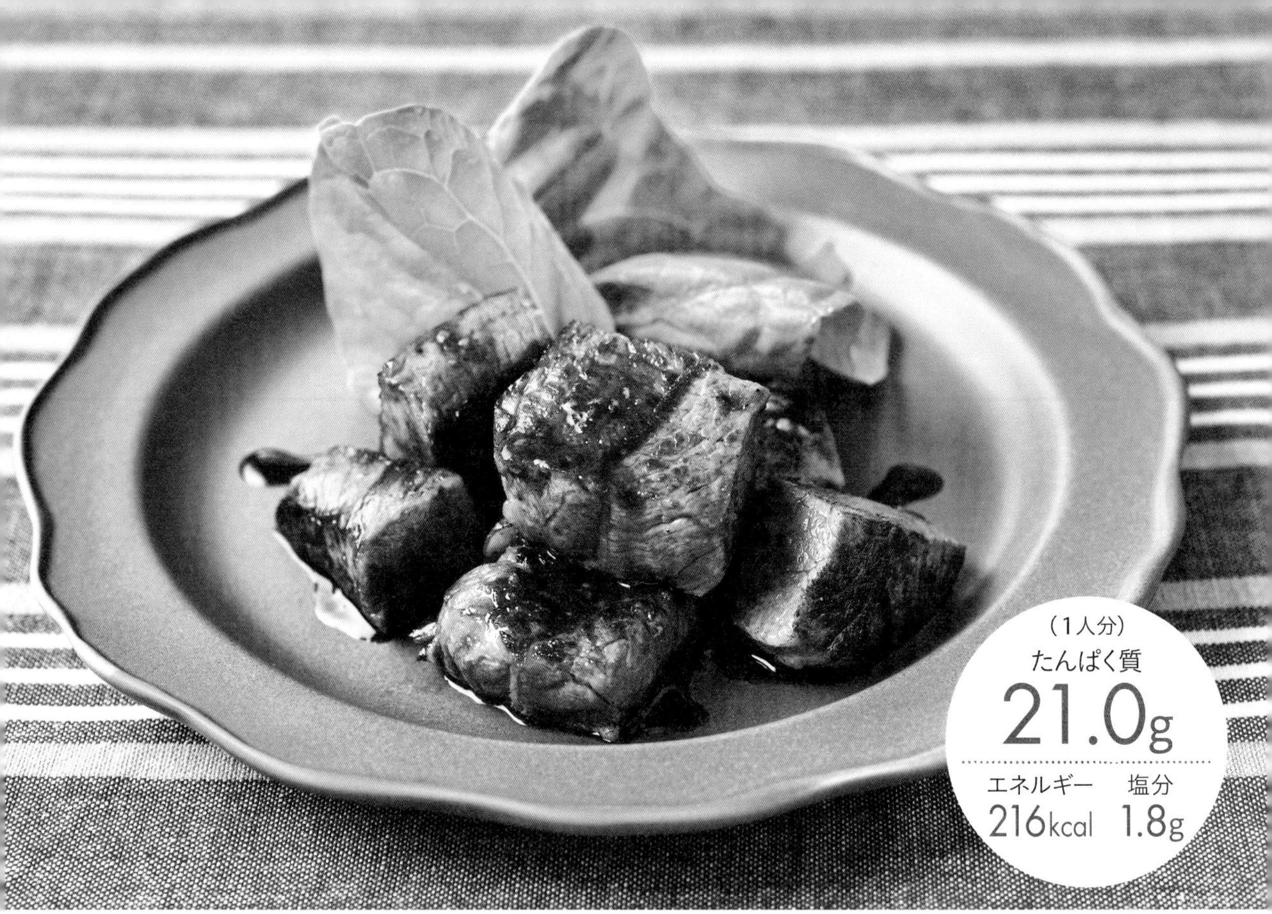

（1人分）
たんぱく質
21.0g
エネルギー 216kcal
塩分 1.8g

わさびじょうゆでさっぱりいただく

ひと口ステーキ

夕食向け

材料	1人分	2人分
牛もも肉 ステーキ用	100g	200g
塩	少々	ひとつまみ
こしょう	少々	少々
オリーブ油	小さじ1	小さじ2
にんにく(薄切り)	1/4かけ分	1/2かけ分
Ⓐ しょうゆ	小さじ1	小さじ2
Ⓐ 酒	小さじ1	小さじ2
Ⓐ わさび	少々	小さじ1/5
サラダ菜	適量	適量

作り方

1 牛肉は大きめの角切りにし、塩、こしょうをふる。

2 フライパンを中火で熱してオリーブ油を入れ、にんにくを炒める。にんにくがきつね色になったら取り出し、牛肉を入れて焼く。中弱火で両面好みの焼き加減に仕上げ、取り出す。

3 2のフライパンに、Ⓐを入れて混ぜ、余熱でソースを作る。器にサラダ菜と牛肉を盛り合わせ、ソースをかける。

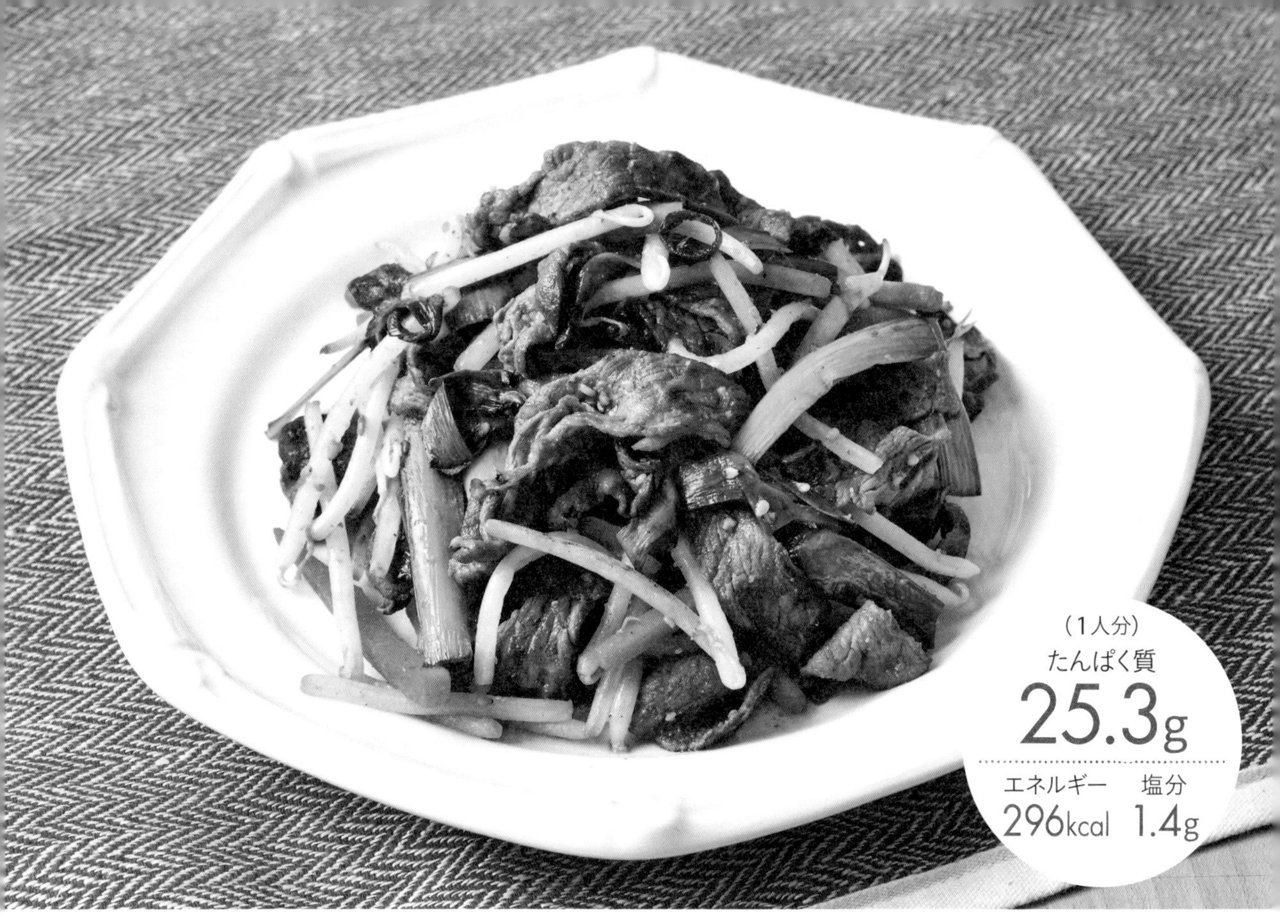

（1人分）
たんぱく質
25.3g

エネルギー 296kcal
塩分 1.4g

甘辛い味つけと、ごまの風味が食欲をそそる

牛肉の韓国風炒め

夕食向け

材料	1人分	2人分
牛もも肉薄切り	100ｇ	200ｇ
にんじん	1/6本（30ｇ）	1/3本（60ｇ）
にら	1/2束	1束
にんにく（薄切り）	1枚	2枚
もやし	100ｇ	200ｇ
ごま油	小さじ1 1/2	大さじ1
赤唐辛子（粗刻み）	1/2本分	1本分
Ⓐ しょうゆ	小さじ1 1/2	大さじ1
Ⓐ 砂糖	小さじ1/2	小さじ1
すりごま	小さじ1 1/2	大さじ1

作り方

1 牛肉とにんじんはそれぞれ細切りに、にらは3㎝長さに切り、にんにくはみじん切りにする。

2 フライパンを中火で熱してごま油の半量を入れ、にんじん、もやし、にらを炒める。全体がしんなりしたら取り出し、フライパンに残りのごま油を加えて牛肉、にんにく、赤唐辛子を炒める。

3 牛肉に火が通ったら、Ⓐを加えて味つけする。取り出した野菜を戻し入れ、すりごまを加えて炒め合わせる。

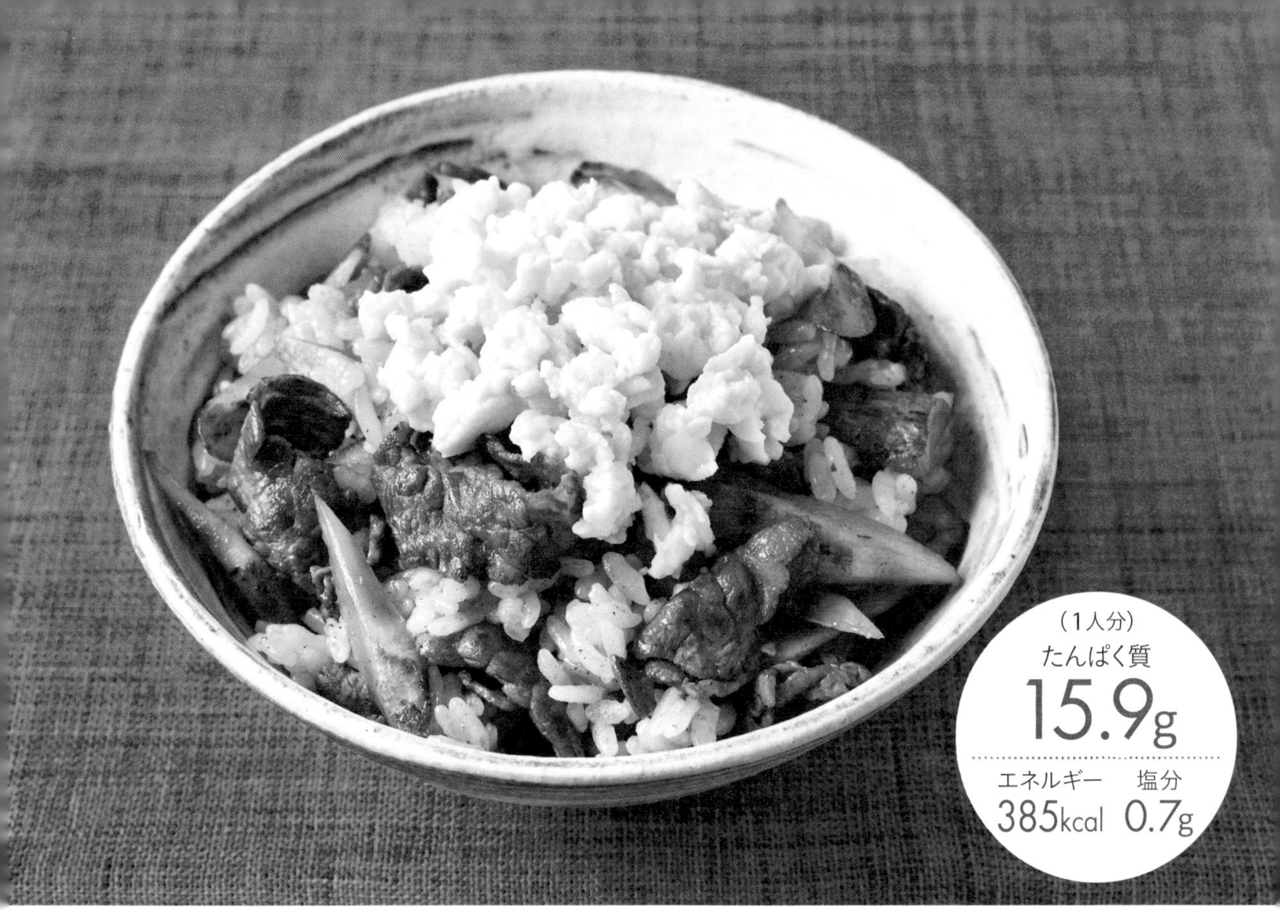

（1人分）
たんぱく質
15.9g

エネルギー 385kcal
塩分 0.7g

ふんわり炒り卵をのせてたんぱく質たっぷり

牛肉とごぼうの混ぜごはん

昼食向け　夕食向け

材料	1人分	2人分
牛もも肉 切り落とし	40g	80g
ごぼう	1/5本(30g)	2/5本(60g)
卵	1/2個	1個
砂糖	小さじ1/4	小さじ1/2
サラダ油	少々	少々
ごま油	小さじ1/2	小さじ1
A しょうゆ	小さじ2/3	小さじ1 1/2
A みりん	小さじ1/2	小さじ1
温かい ごはん	150g	300g

作り方

1 牛肉は食べやすい大きさに切る。ごぼうはささがきにして水にさらし、水けをきる。卵は溶きほぐし、砂糖を混ぜる。

2 フライパンにサラダ油を入れて中火にかけ、卵を入れ、菜箸でかき混ぜながら炒り卵を作る。火が通ったら、いったん取り出す。

3 フライパンをさっと洗い、中火で熱してごま油を入れ、ごぼうと牛肉を炒める。全体に火が通ってきたら、Aを加えて味つけし、火を止める。ごはんを入れて混ぜ合わせ、ラップをして3分くらい蒸らす。器に盛り、炒り卵をかける。

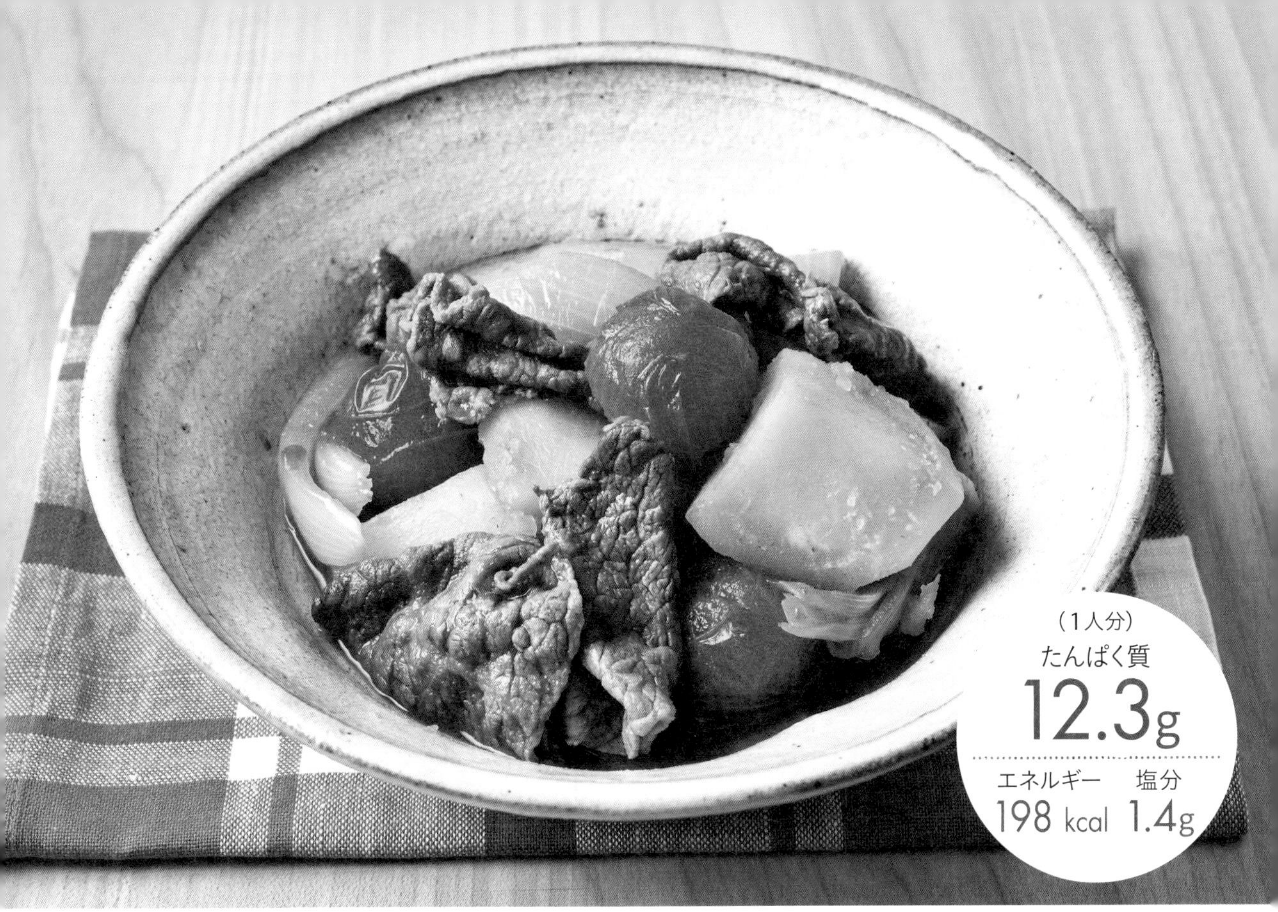

（1人分）
たんぱく質
12.3g
エネルギー 198 kcal　塩分 1.4g

ごろごろ具材で食べごたえのある副菜

肉じゃが

昼食向け　夕食向け　作りおき可

材料	1人分	2人分
牛もも肉切り落とし	40g	80g
じゃがいも	1個	2個
玉ねぎ	1/4個	1/2個
ミニトマト	3個	6個
サラダ油	小さじ1	小さじ1 1/2
Ⓐ だし汁	1/2カップ	3/4カップ
Ⓐ 砂糖	小さじ1/2	小さじ1
Ⓐ しょうゆ	小さじ1 1/2	大さじ1
Ⓐ 酒	小さじ1 1/2	大さじ1

作り方

1 牛肉は食べやすい大きさに切る。じゃがいもはひと口大に切り、水にさらす。玉ねぎはくし形切りに、ミニトマトはへたを取る。

2 鍋にサラダ油を入れて中火にかけ、玉ねぎ、じゃがいもを炒める。全体に油が回ったら、牛肉を加えてさっと炒め、Ⓐを加えてふたをし、弱火で15分煮る。ミニトマトを加え、さらに2分くらい煮る。

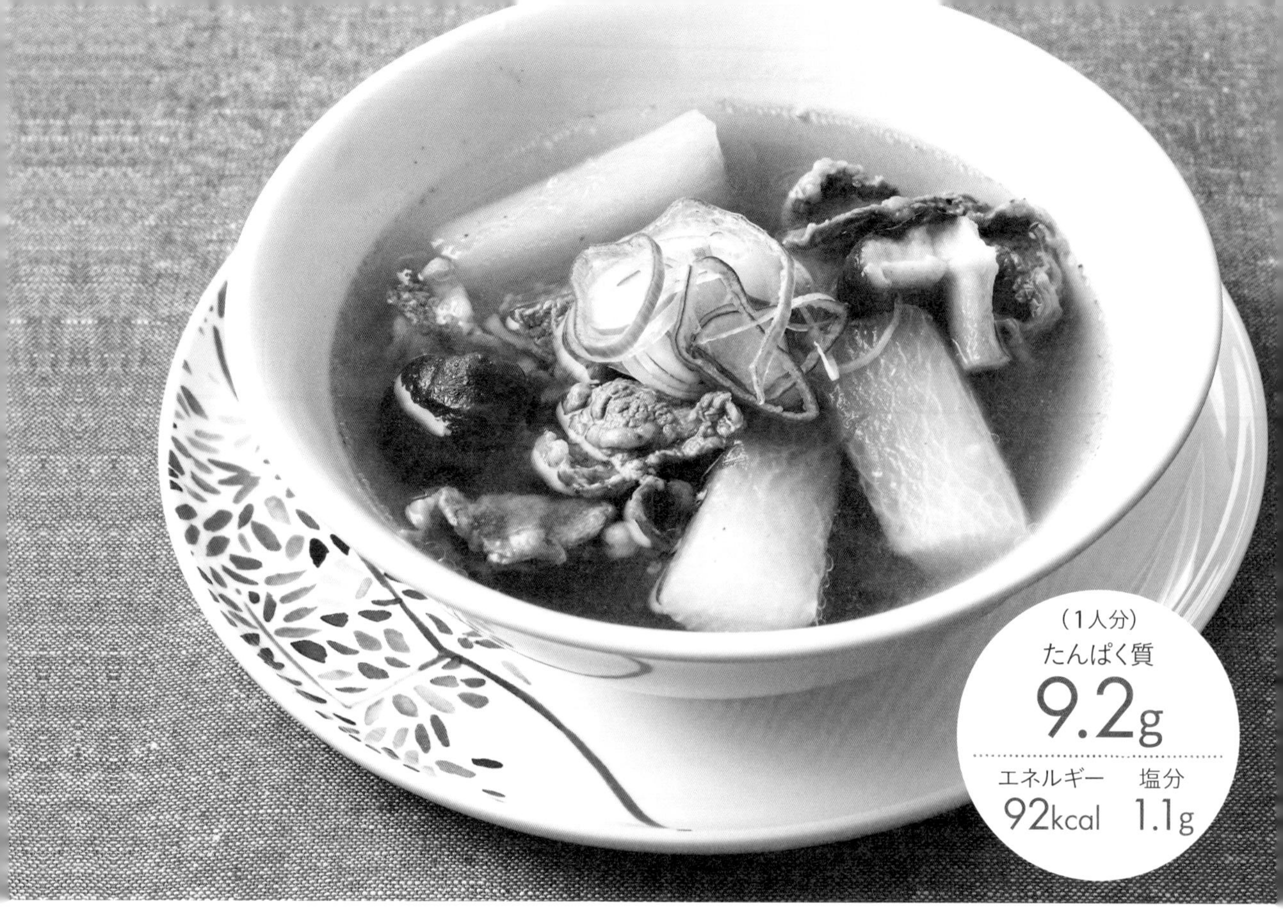

（1人分）
たんぱく質
9.2g
エネルギー 92kcal
塩分 1.1g

具だくさんの中華風スープ

牛肉と大根、しいたけのスープ

昼食向け　夕食向け

材料	1人分	2人分
牛もも肉切り落とし	40g	80g
大根	2cm（80g）	4cm（160g）
しいたけ	1枚	2枚
長ねぎ（小口切り）	1cm分	2cm分
Ⓐ 水	1カップ	2カップ
Ⓐ 酒	小さじ1	小さじ2
Ⓐ 鶏ガラスープの素	少々	小さじ1/4
Ⓑ しょうゆ	小さじ1/4	小さじ1/2
Ⓑ 塩	少々	小さじ1/4
Ⓑ こしょう	少々	少々

作り方

1 牛肉は食べやすい大きさに切り、大根は大きめの乱切りにし、しいたけは4等分に切る。

2 鍋にⒶと大根を入れ、ふたをして中火にかける。沸騰したら、牛肉としいたけを加え、ふたをして弱火で10分煮、Ⓑを加えて味を調える。器に盛り、長ねぎをのせる。

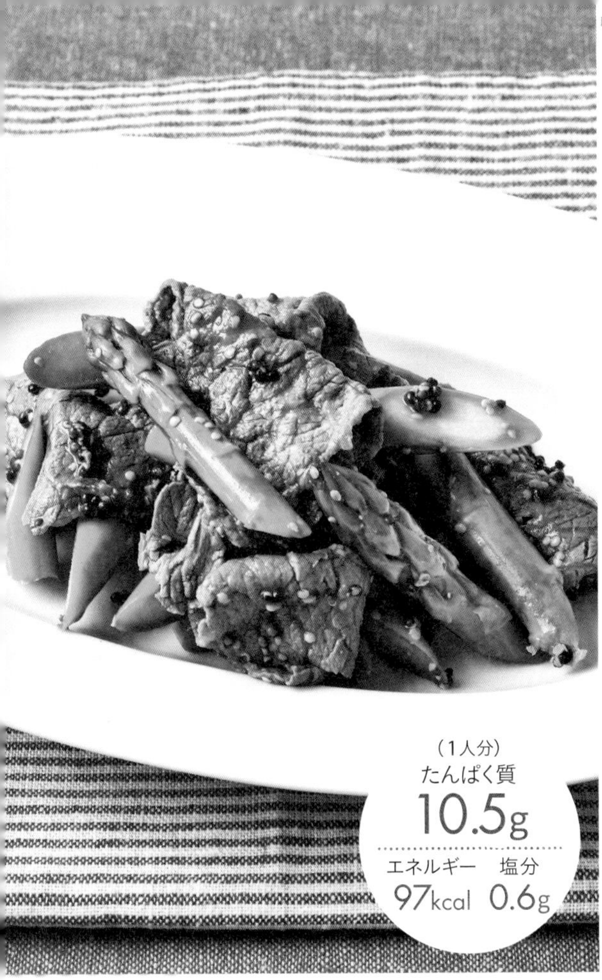

（1人分）
たんぱく質
10.5g
エネルギー 97kcal
塩分 0.6g

ゆでて和えるだけ！

牛肉とアスパラガスの粒マスタード和え

材料	1人分	2人分
牛もも肉切り落とし	40g	80g
アスパラガス	3本	6本
Ⓐ 粒マスタード	小さじ1	小さじ2
Ⓐ しょうゆ	小さじ1/2	小さじ1

作り方

1 アスパラガスはかたい部分を切り落とし、熱湯でゆでてざるにあげる。次に牛肉を同じ湯に入れてさっとゆで、取り出して冷ます。

2 1をそれぞれ食べやすい大きさに切り、ボウルに入れてⒶと混ぜ合わせる。

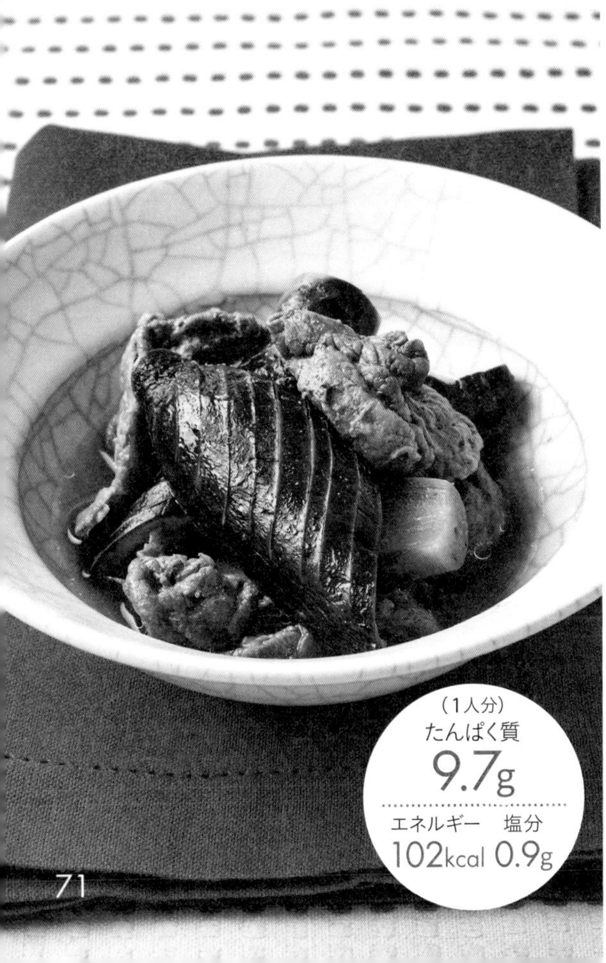

（1人分）
たんぱく質
9.7g
エネルギー 102kcal
塩分 0.9g

電子レンジで煮物が簡単に！

牛肉となすのレンジ煮

材料	1人分	2人分
牛もも肉切り落とし	40g	80g
なす	1個	2個
Ⓐ だし汁	大さじ2弱	大さじ3
Ⓐ しょうゆ	小さじ1	小さじ2
Ⓐ 酒	小さじ1	小さじ2
Ⓐ 砂糖	小さじ1/2	小さじ1

作り方

1 なすはへたを切り、縦半分に切って皮目に切り込みを入れ、さらに斜め半分に切る。

2 耐熱容器にⒶを入れて混ぜ、1と牛肉を加えて、ふんわりとラップをする。電子レンジ（600W）で3分加熱し、そのまま3分蒸らす。

具だくさんにして昔ながらの味を楽しむ

ナポリタン

材料	1人分	2人分
ウインナー	3本（45g）	6本（90g）
玉ねぎ	1/4個	1/2個
にんにく（薄切り）	1枚	1枚
しめじ	1/2パック	1パック
ピーマン	1個	2個
スパゲッティ	80g	160g
バター	小さじ2	小さじ4
ケチャップ	大さじ2	大さじ4
しょうゆ	小さじ1/2	小さじ1
こしょう	少々	少々

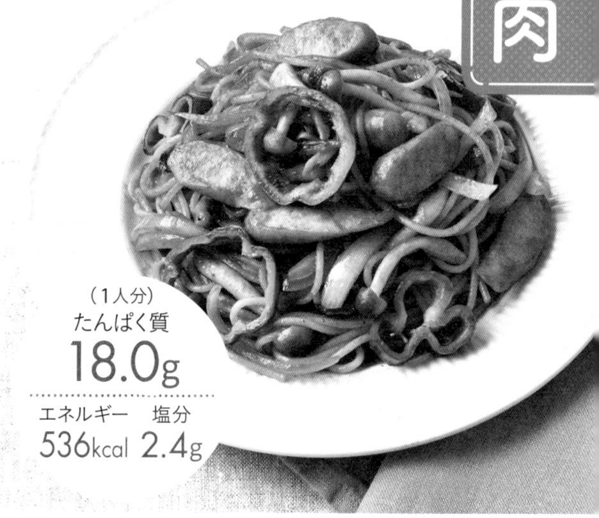

（1人分）
たんぱく質
18.0g
エネルギー 536kcal
塩分 2.4g

作り方

1 ウインナーは斜め切りに、玉ねぎとにんにくはそれぞれせん切りに、しめじは小房に分け、ピーマンは太めの輪切りする。スパゲッティは塩を入れず、袋の表示より少し長め（少しやわらかめ）にゆでる。

2 フライパンを中火で熱してバターを溶かし、玉ねぎとにんにくを炒める。しんなりしたら、しめじ、ウインナー、ピーマンを加えて炒める。全体に火が通ったら、ケチャップとスパゲッティを加えて炒め合わせ、しょうゆ、こしょうで味を調える。

2食材で超簡単レシピ

コンビーフとレタスのさっと炒め

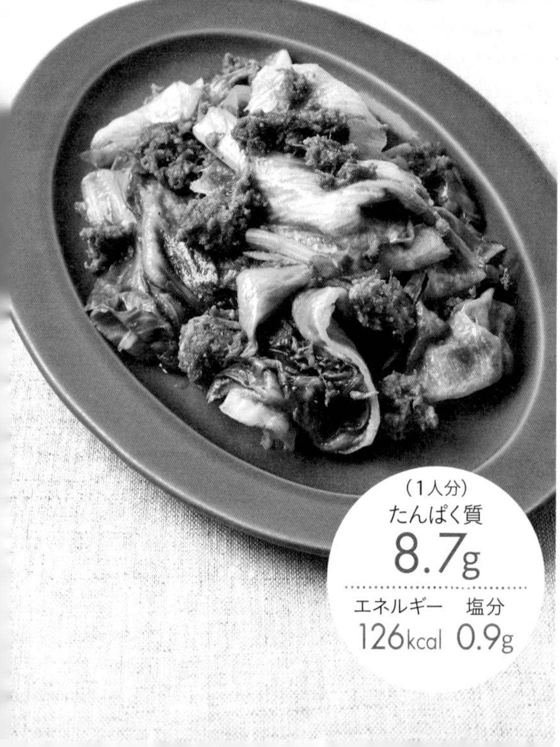

（1人分）
たんぱく質
8.7g
エネルギー 126kcal
塩分 0.9g

材料	1人分	2人分
コンビーフ	1/2缶（40g）	1缶（80g）
レタス	4枚	8枚
オリーブ油	小さじ1	小さじ1 1/2
しょうゆ	小さじ1/4	小さじ1/2
こしょう	少々	少々

作り方

1 レタスは大きめにちぎる。

2 フライパンを中火で熱してオリーブ油を入れ、コンビーフをほぐし炒める。ほぐれてきたら、レタスを加えてさっと炒め、しょうゆ、こしょうで味つけをする。

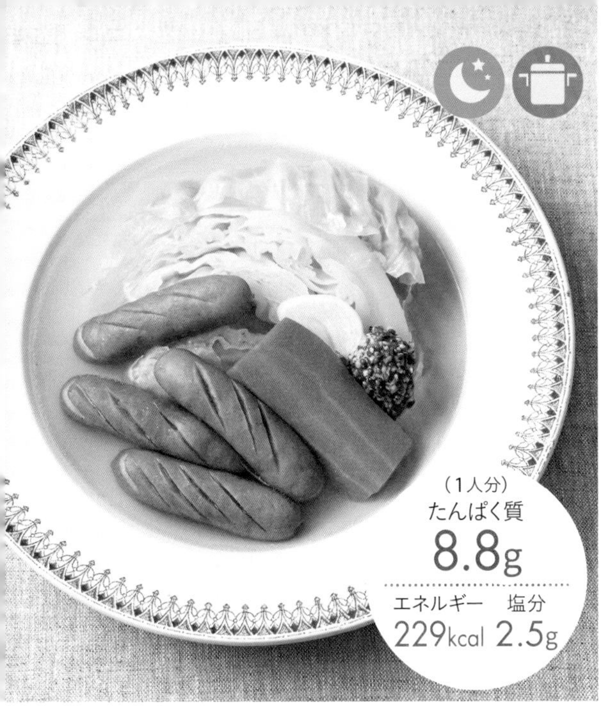
（1人分）
たんぱく質
8.8g
エネルギー 塩分
229kcal 2.5g

具材を大きめに切り、食べごたえアップ

ソーセージポトフ

材料	1人分	2人分
ウインナー	4本	8本
キャベツ	小1/8個	小1/4個
にんじん	4cm（40g）	8cm（80g）
Ⓐ 水	350㎖	500㎖
Ⓐ コンソメスープの素（顆粒）	小さじ1/4	小さじ1/2
Ⓐ にんにく（薄切り）	1枚	1枚
塩	少々	ひとつまみ
こしょう	少々	少々
粒マスタード	適宜	適宜

作り方

1 ウインナーは斜めに切れ込みを入れる。キャベツはくし形切りに、にんじんは1人分ならそのまま、2人分なら半分に切る。

2 鍋にⒶ、キャベツ、にんじんを入れ、ふたをして中火にし、煮立ったら弱火にして10分煮る。ウインナー、塩、こしょうを加え、さらに5分煮る。

3 器に盛り、好みで粒マスタードを添える。

シャキシャキ食感の和洋折衷サラダ

ハムと切り干し大根のサラダ

材料	1人分	2人分
ハム	2枚	4枚
切り干し大根	10g	20g
スライスチーズ	1/2枚	1枚
Ⓐ 粒マスタード	小さじ1	小さじ2
Ⓐ オリーブ油	小さじ1	小さじ2
Ⓐ 酢	小さじ1/2	小さじ1

作り方

1 ハムは半分に切って太めのせん切りに、切り干し大根はもみ洗いをし、水で戻して水けをよくしぼる。スライスチーズはせん切りにする。

2 ボウルに1を入れ、Ⓐを加えてよく混ぜ合わせる。

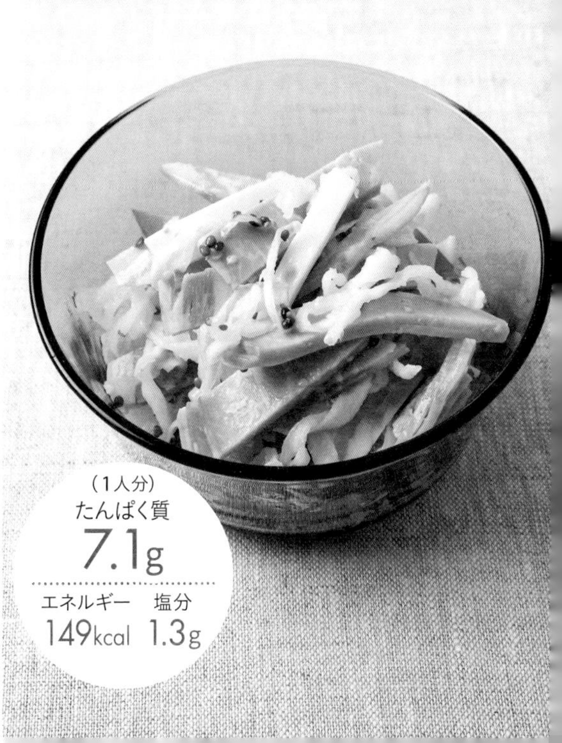
（1人分）
たんぱく質
7.1g
エネルギー 塩分
149kcal 1.3g

一生スタスタ歩けるコラム2

食事前の1分マッサージで唾液の分泌を促そう

唾液の分泌を促すには、顔の周りに3か所ある唾液腺のマッサージがおすすめ。やさしく刺激することで、唾液がたくさん出て、食べ物が口の中でまとまって飲み込みやすくなります。食事の前に、それぞれ5～10回程度行ってください。

耳下腺《じかせん》マッサージ

耳下腺は、耳たぶのやや前のほう、上の奥歯あたりにある。両頬の耳下腺あたりに親指以外の4本の指をそろえて当てて、指をぐるぐると回転させてやさしくもみほぐす。

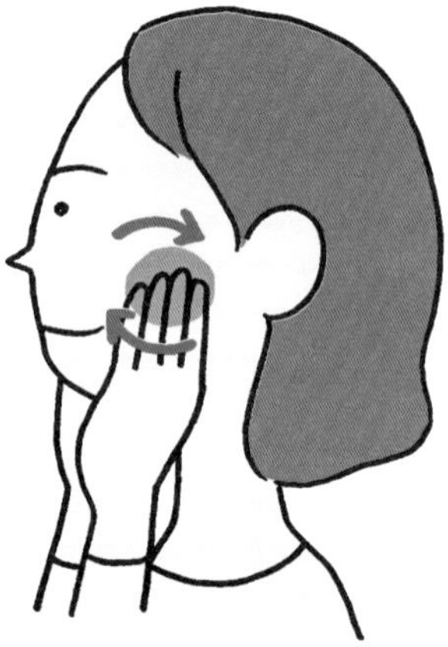

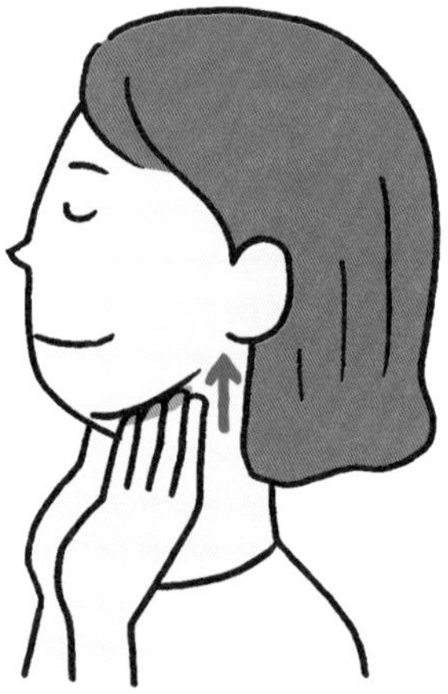

顎下腺《がっかせん》マッサージ

顎下腺は、あごの骨の内側のやわらかい部分にある。耳の下からあごの下（顎下腺）にかけて、指先で下からやさしく押し上げる。

舌下腺《ぜっかせん》マッサージ

舌下腺は、あごの先のとがった部分の内側の真ん中あたりの、舌の付け根部分。親指の腹で、あごの下側（舌下腺）を軽く押し上げる。

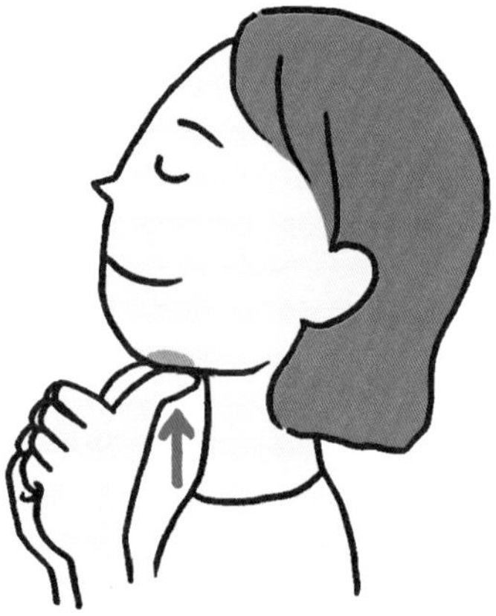

3章

DHAとEPAも豊富で血液サラサラに魚介のレシピ

良質な脂肪分がとれる魚介も毎日食べたい食材です。手軽に料理できる切り身魚や缶詰、加工食品を使って、簡単に作れるレシピを紹介します。

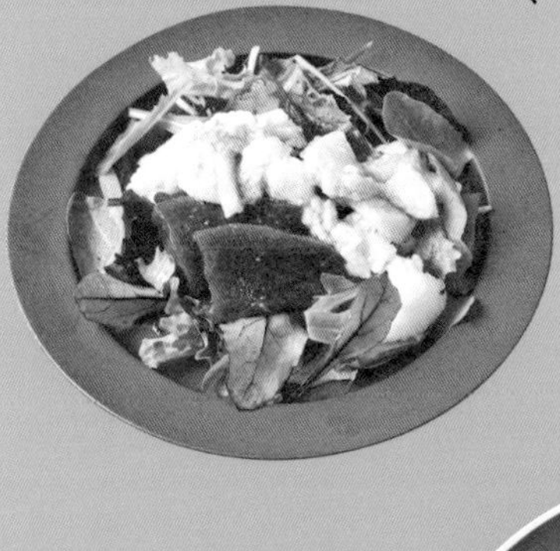

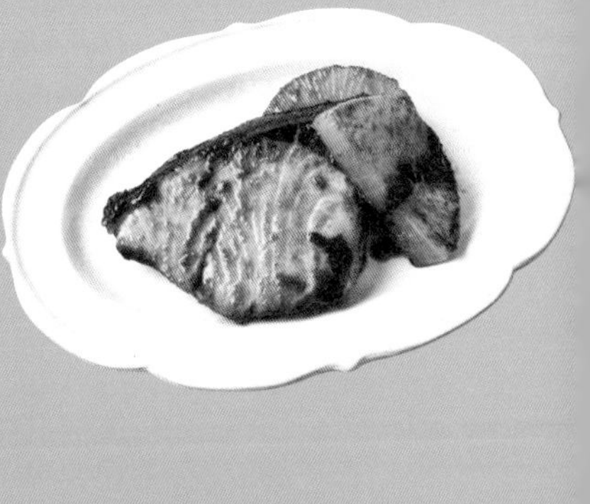

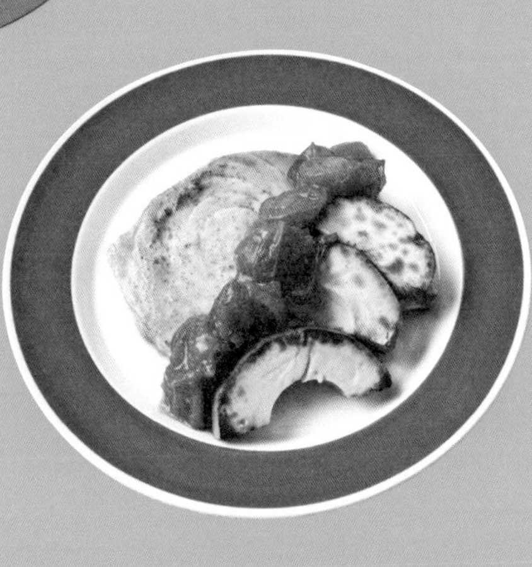

効率よくたんぱく質をとるコツ

魚介編

そのまま食べたり焼いたりするほか、主菜、副菜、汁物にも取り入れて。缶詰などの加工品も利用すると調理がラクになります。

コツ1 切り身や一尾魚をメインディッシュに

本書では、魚のさまざまなレシピを紹介していますが、それ以外にも、焼き魚や煮魚などにして、1日に1回は切り身や一尾魚を食べましょう。メインディッシュにすることで、たんぱく質だけでなく、EPA（エイコサペンタエン酸）やDHA（ドコサヘキサエン酸）など、体によい脂もしっかりとることができるからです。これらの脂は免疫力を高めたり記憶力をサポートする働きもあります。

主な切り身・一尾魚のたんぱく質量とEPA、DHAの含有量

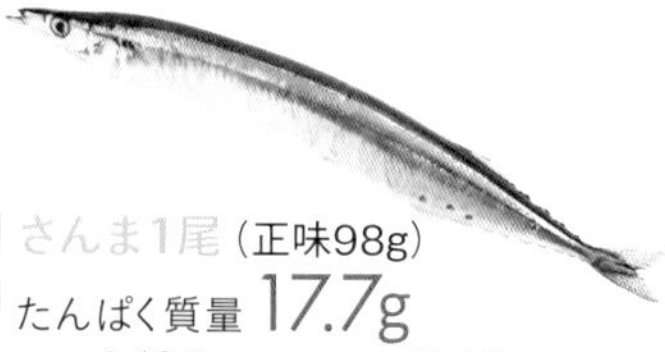

さんま1尾（正味98g）
たんぱく質量 17.7g
EPA 1495mg　DHA 2145mg

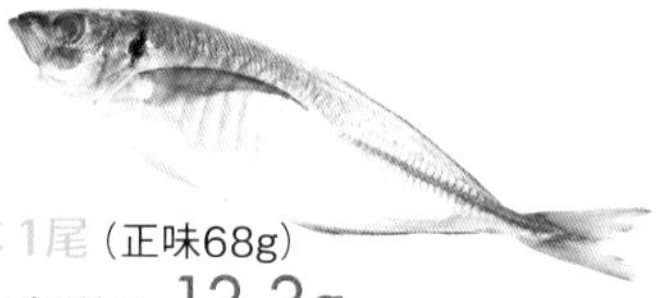

あじ1尾（正味68g）
たんぱく質量 13.3g
EPA 203mg　DHA 387mg

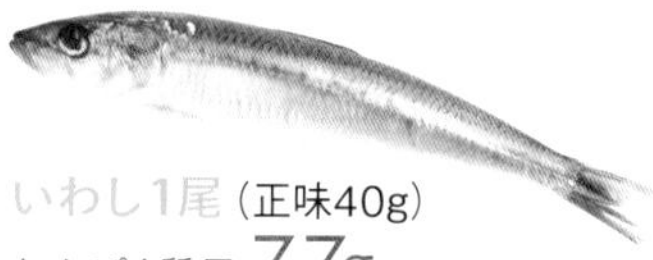

いわし1尾（正味40g）
たんぱく質量 7.7g
EPA 312mg　DHA 348mg

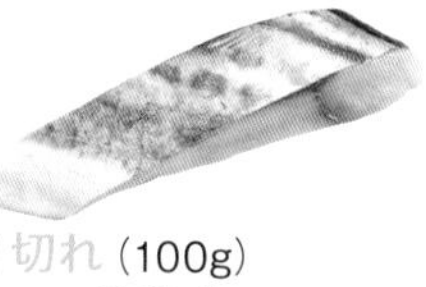

さわら1切れ（100g）
たんぱく質量 20.1g
EPA 340mg　DHA 1100mg

<「日本食品標準成分表2020年版（八訂）」より算出>

コツ2 サラダなどの副菜や汁物に

調理が面倒、料理のレパートリーが少ないなどの理由から敬遠されがちな魚介ですが、主菜に使うほか、野菜と組み合わせて副菜や汁物にしてもOK。

たとえば、刺身用のまぐろと野菜を合わせるだけの山かけサラダ（→p.84）や、さば缶を汁ごと入れたみそ汁（→p.85）などのレシピが手軽でおすすめ。副菜や汁物にも魚介をプラスすることで、より多くのたんぱく質がとれます。

コツ
3
主食の具材として使う

パンやごはん、パスタなどを魚介類と合わせると、一品でしっかりとたんぱく質をとることができます。たとえば、蒸しほたてを洋風のドリアにすれば、ごはんからもホワイトソースからも、そしてチーズからもたんぱく質がとれ、ボリューム面でも栄養価の面でも、満足感のある一品に。

1食のたんぱく質量
約29g

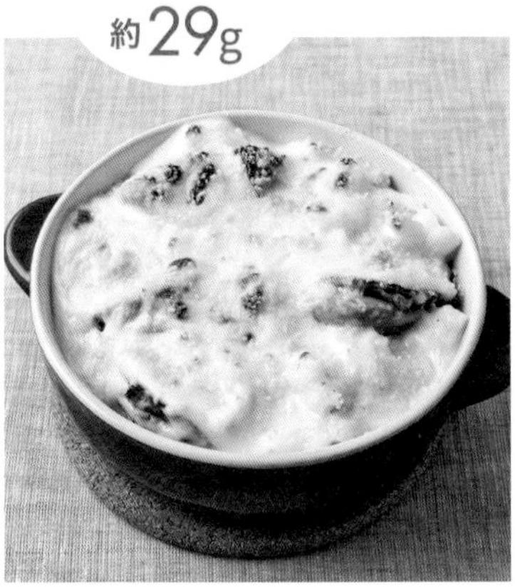

ほたてドリア >> p.83

コツ
4
水煮缶や練り物なども積極的に料理に使う

ひとりごはんのときや、食事をササッと済ませたいときなどには、魚の缶詰や練り物などの魚介加工品が便利です。加工してあっても、たんぱく質はしっかりとれます。

水煮缶なら、汁にも栄養が溶け出しているので、だしがわりに汁ごと料理に使うことができます。

味つけ缶なら、そのまま食べてもよいですし、味がついているので料理に使うと調味料いらずです。

ちくわやかまぼこなどの練り物も、そのまま食べられるものが多くあります。手軽にたんぱく質を補給するのに便利です。

主な魚介加工品のたんぱく質量

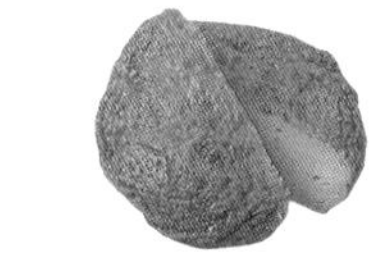

さつま揚げ1枚（40g）
たんぱく質量 5.0g

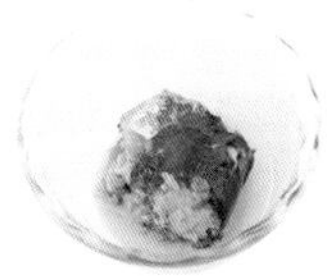

さば水煮缶1/2缶（70g）
たんぱく質量 14.6g

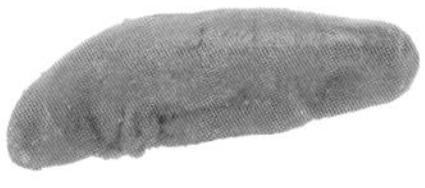

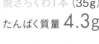

たらこ 1/2 腹（30g）
たんぱく質量 7.2g

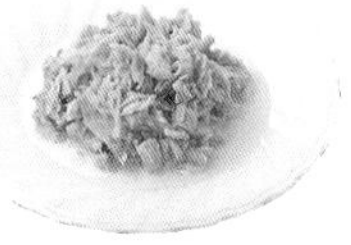

ツナ水煮缶 1缶（70g）
たんぱく質量 11.2g

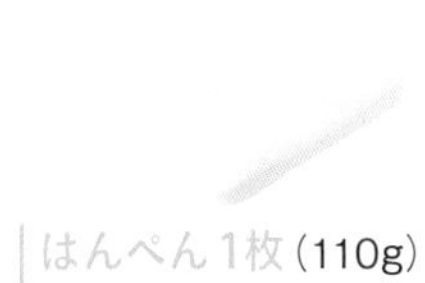

はんぺん 1枚（110g）
たんぱく質量 10.8g

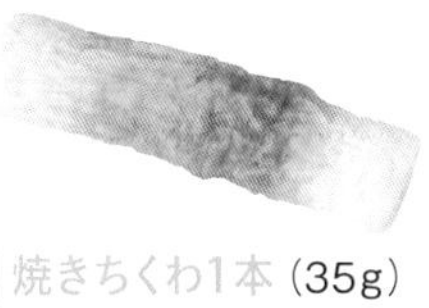

焼きちくわ1本（35g）
たんぱく質量 4.3g

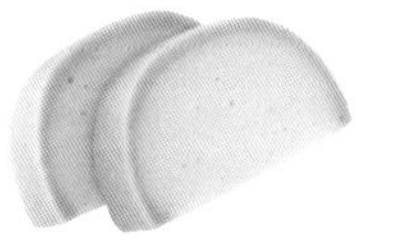

かまぼこ2切れ（20g）
たんぱく質量 2.4g

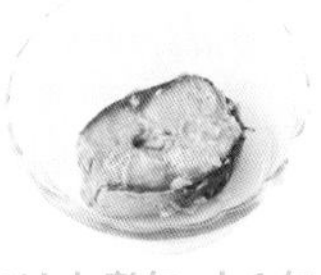

さけ水煮缶 小1缶（90g）
たんぱく質量 19.1g

<「日本食品標準成分表 2020 年版（八訂）」より算出>

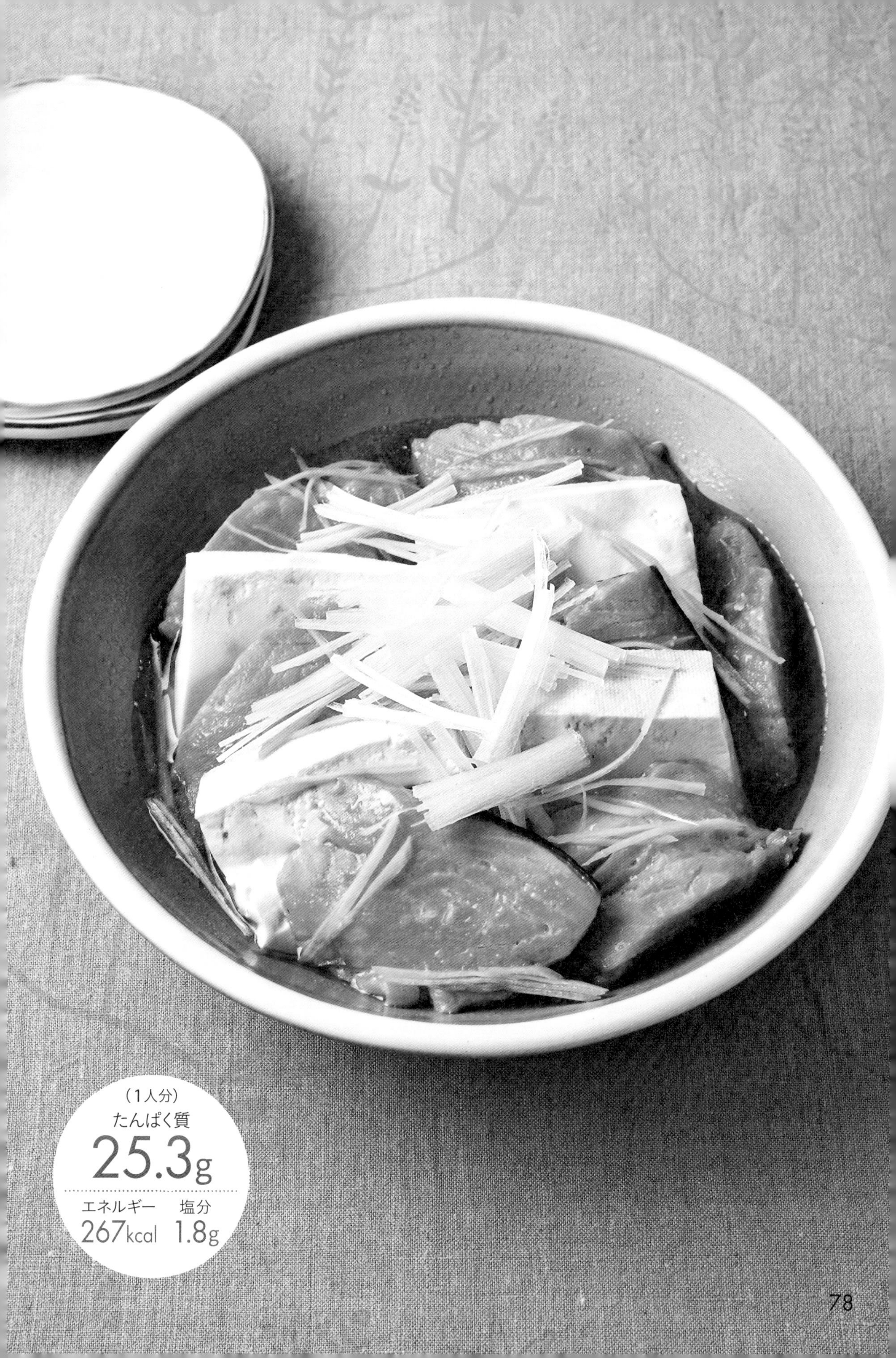

（1人分）
たんぱく質
25.3g

エネルギー 267kcal
塩分 1.8g

魚介と大豆のたんぱく質がたっぷりとれる

鮭と豆腐のレンジ蒸し

昼食向け　夕食向け

材料

	1人分	2人分
甘塩鮭	1切れ（80ｇ）	2切れ（160ｇ）
木綿豆腐	1/3丁（100ｇ）	2/3丁（200ｇ）
しょうが	1/2かけ分	1かけ分
長ねぎ	1/8本	1/4本
Ⓐ 酒	小さじ1	小さじ1
Ⓐ ごま油	小さじ1	小さじ1 1/2
Ⓐ しょうゆ	小さじ1/2	小さじ1

作り方

1 鮭はひと口大に切り、豆腐はペーパータオルで包んで水けをきり、やっこに切る。しょうがはせん切りに、長ねぎは芯を取り、太めのせん切りにし、水にさらす。

2 耐熱容器に、鮭、豆腐の順で重ね入れ、Ⓐを回しかけ、しょうがを散らす。ふんわりとラップをして電子レンジ（600W）で3分30秒加熱する。

3 器に盛り、長ねぎを散らす。

フレイル予防のポイント

豆腐はレンチンで歯ごたえが出る

木綿豆腐はレンチンすることで身がギュッとしまって味がしみ込みやすく、歯ごたえが出て、よりおいしく食べられます。

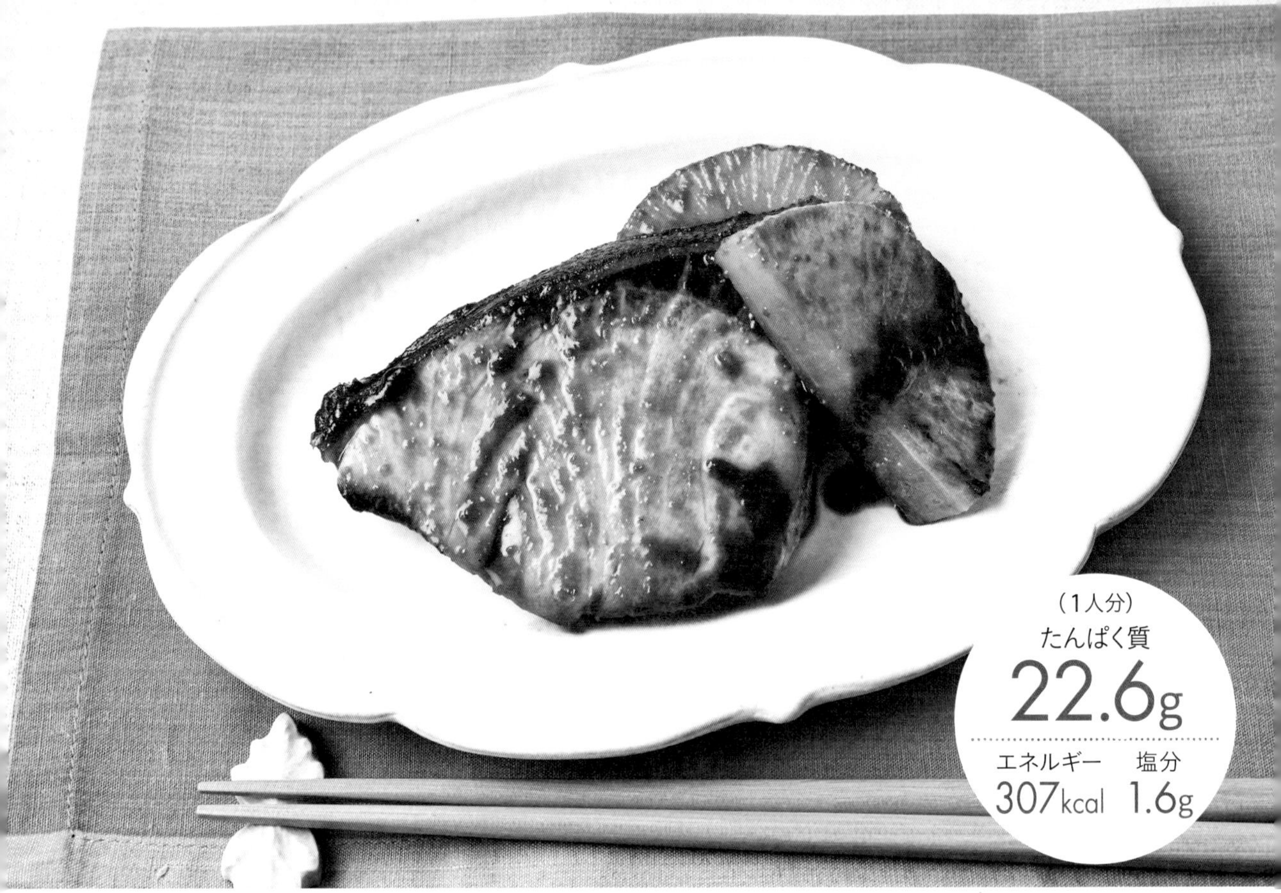

（1人分）
たんぱく質
22.6g
エネルギー 307kcal
塩分 1.6g

フライパンで焼いて調味料をからめるだけ

ぶりのゆずこしょう風味照り焼き

夕食向け

材料		1人分	2人分
ぶり		1切れ（100ｇ）	2切れ（200ｇ）
大根		80ｇ（約2cm）	160ｇ（約4cm）
水		大さじ2	大さじ3
サラダ油		小さじ1	小さじ1 1/2
A	ゆずこしょう	少々	小さじ1/4
A	みりん	小さじ2	小さじ4
A	しょうゆ	小さじ1	小さじ2
A	みそ	小さじ1/2	小さじ1

作り方

1 大根は約2cm厚さの半月切りにし、水とともに耐熱容器に入れ、ふんわりとラップをして電子レンジ（600W）で2分加熱し、水けをきる。

2 フライパンを中火で熱してサラダ油を入れ、ぶり、1を並べ入れ、中弱火で両面がきつね色になるまで焼く。ぶりに火が通ったら、混ぜ合わせたAを加え、からめる。

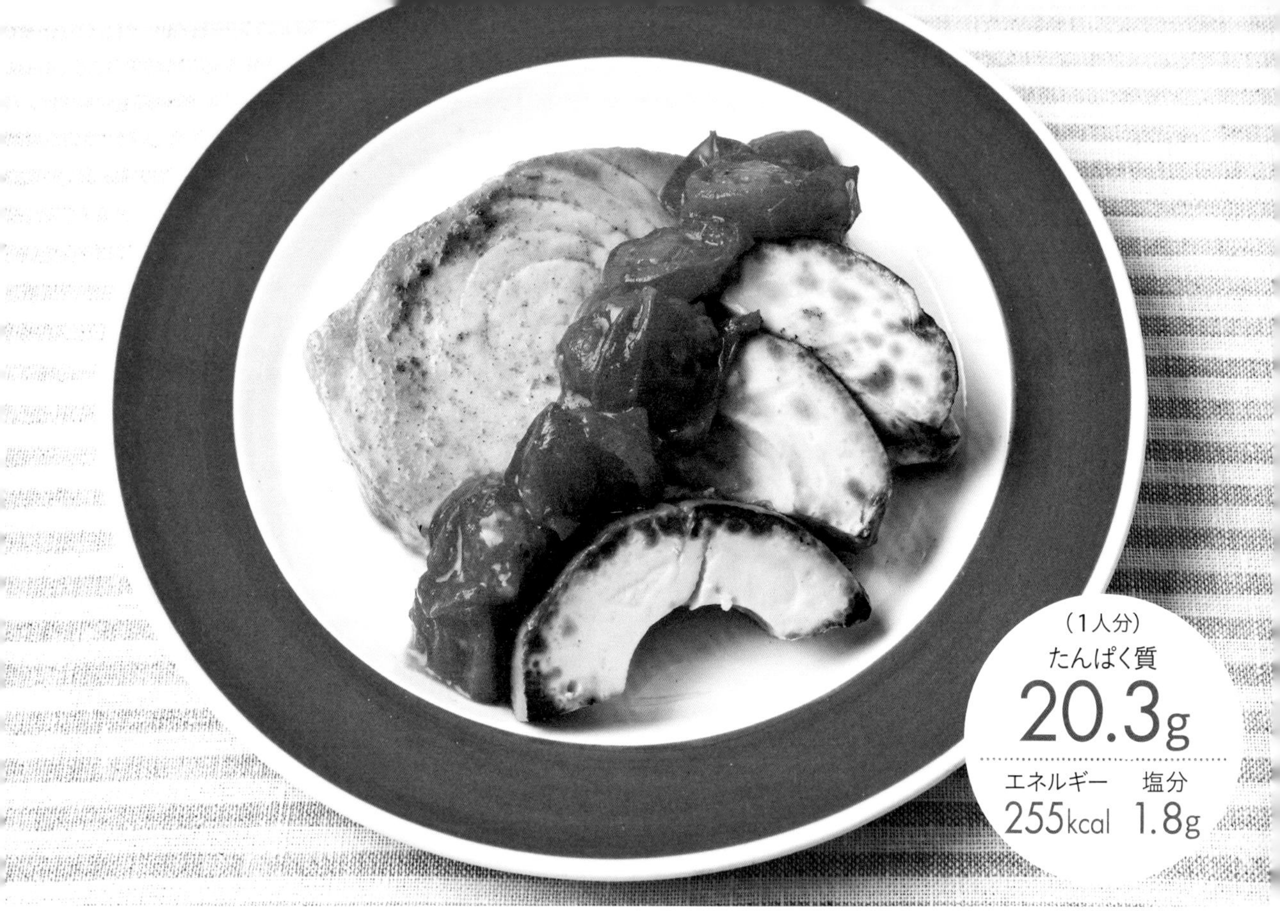

（1人分）
たんぱく質
20.3g
エネルギー 255kcal
塩分 1.8g

炒めたミニトマトを添えて食べごたえアップ

かじきとアボカドのカレーソテー

夕食向け

材料

	1人分	2人分
かじき	1切れ（100g）	2切れ（200g）
A 塩	少々	小さじ1/3
A カレー粉	少々	少々
アボカド	1/4個	1/2個
オリーブ油	小さじ1	小さじ1 1/2
ミニトマト	4個	8個
塩・こしょう	各少々	各少々

作り方

1 かじきはAをふり、アボカドは薄切りに、ミニトマトはへたを取り輪切りにする。

2 フライパンを中火で熱してオリーブ油を入れ、かじきを並べ入れ、中弱火で両面焼く。途中でアボカドを入れ、さっと両面焼く。器にかじきとアボカドを盛る。

3 2のフライパンにミニトマトを入れて炒め、塩、こしょうをふる。器に、炒めたトマトをかける。

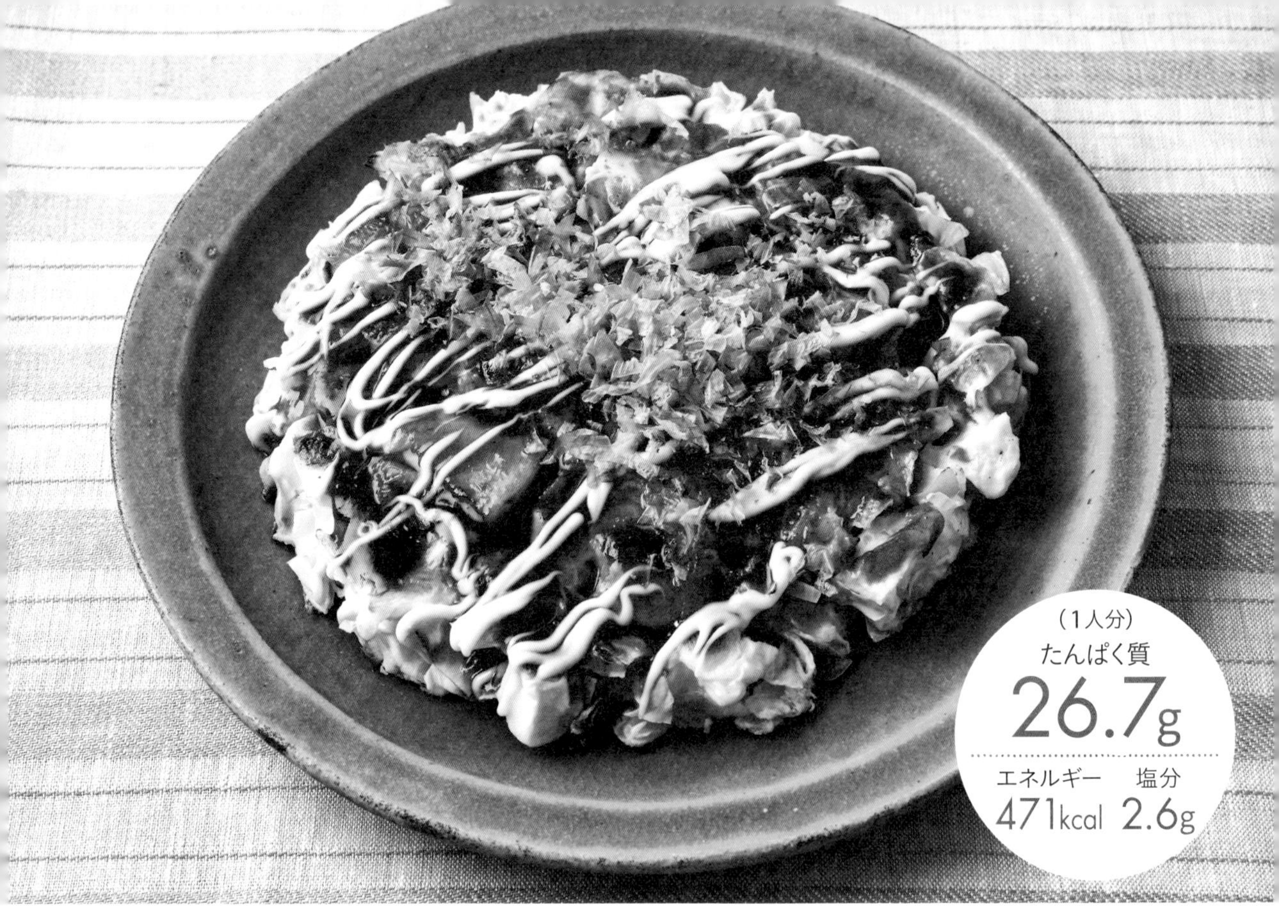

（1人分）
たんぱく質
26.7g
エネルギー 471kcal
塩分 2.6g

いろいろな食材の噛みごたえが楽しい

はんぺん入り海鮮お好み焼き

昼食向け

材料

材料	1人分	2人分
はんぺん	1/2枚	1枚
冷凍シーフードミックス	50g	100g
キャベツ	大1枚(80g)	大2枚(160g)
長ねぎ	1/4本	1/2本
Ⓐ 小麦粉	50g	100g
Ⓐ 水	大さじ3	大さじ6
Ⓐ 卵	1個	2個
サラダ油	小さじ1	小さじ2
中濃ソース	大さじ1	大さじ2
マヨネーズ	小さじ2	小さじ4
かつお節	0.5g	1g

作り方

1. キャベツは粗みじん切りに、長ねぎは小口切りにする。
2. はんぺんはボウルに入れてヘラなどでほぐし、Ⓐを加えて混ぜ合わせ、まとまりがでてきたら、1を加えてさらに混ぜる。
3. フライパンを中火で熱してサラダ油を入れ、2を丸く流し入れ、平らにならして凍ったままのシーフードミックスを散らす。ふたをして中弱火で焼き、焼き色がついたら、裏返して同様に焼く。器に盛り、中濃ソース、マヨネーズ、かつお節をかける。

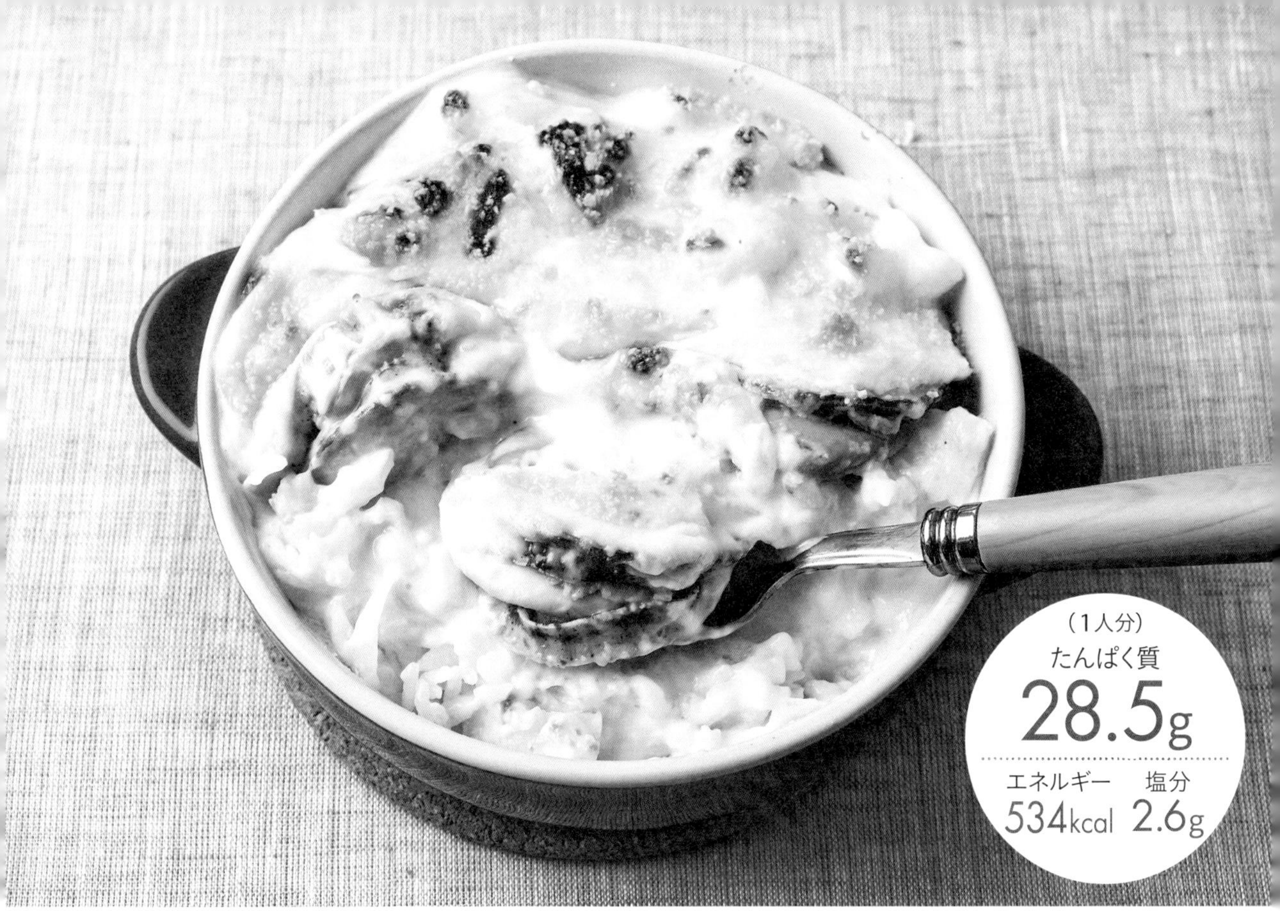

（1人分）
たんぱく質
28.5g

エネルギー 534kcal　塩分 2.6g

簡単ホワイトソースをごはんにかけて焼くだけ

ほたてドリア

昼食向け　夕食向け

材料

材料	1人分	2人分
蒸しほたて	80g	160g
玉ねぎ(せん切り)	1/8個	1/4個
カリフラワー	50g	100g
バター	小さじ2	小さじ4
小麦粉	大さじ1 1/2	大さじ3
牛乳	1カップ	2カップ
塩	小さじ1/4	小さじ1/2
こしょう	少々	少々
温かいごはん	150g	300g
粉チーズ	小さじ2	小さじ4

作り方

1 カリフラワーは小房に分け、耐熱容器に入れてラップをし、電子レンジ（600W）で30秒加熱し、食べやすい大きさに切る。

2 フライパンを中火にかけてバターを溶かし、玉ねぎを炒める。しんなりしたら小麦粉を加えて、焦がさないように炒め、牛乳を加えて混ぜ合わせる。煮立ったら、1、ほたて、塩、こしょうを加える。

3 耐熱性の器にごはんを入れて2をかけ、粉チーズを全体にふりかける。オーブントースターで10分くらい焼く。

包丁も火も使わず簡単に作れる

まぐろの山かけサラダ

材料

	1人分	2人分
まぐろ赤身刺身用	40g	80g
長いも	50g	100g
ミックスリーフ	30g	60g
Ⓐ 酢	小さじ1	小さじ2
Ⓐ オリーブ油	小さじ1	小さじ2
Ⓐ しょうゆ	小さじ2/3	小さじ1 1/2
Ⓐ わさび	少々	少々

作り方

1. 長いもは袋に入れ、麺棒などでたたいて細かくする。
2. 器にミックスリーフをしき、まぐろ、長いもの順にのせ、混ぜ合わせたⒶをかける。

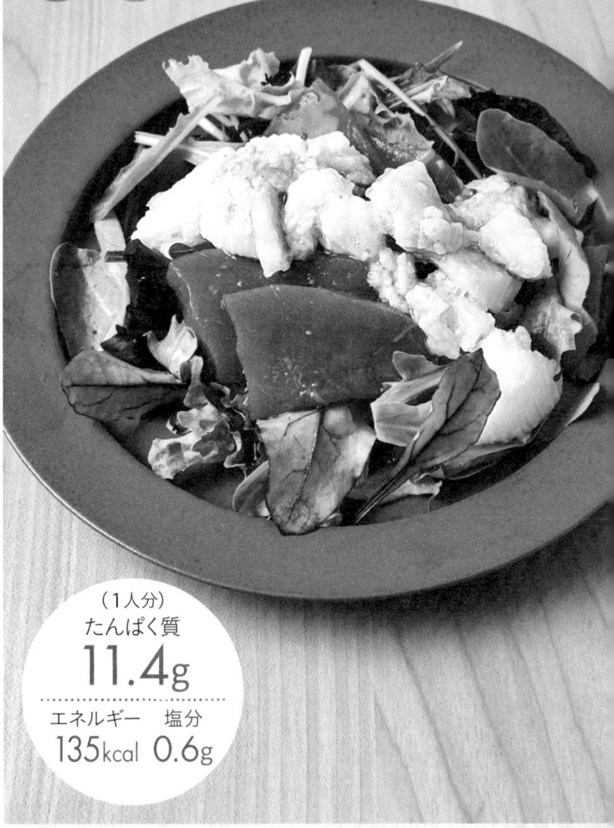

（1人分）
たんぱく質
11.4g
エネルギー 135kcal
塩分 0.6g

炒めるだけで味つけいらず

さつま揚げと豆苗のごま油炒め

材料

	1人分	2人分
さつま揚げ	1枚（40g）	2枚（80g）
豆苗	1/2パック	1パック
ごま油	小さじ1	小さじ2

作り方

1. さつま揚げは1cm幅に切る。豆苗は根元を切り、長さを半分に切る。
2. フライパンを中火で熱してごま油を入れ、豆苗を入れてさっと炒め、さつま揚げを加えて炒め合わせる。

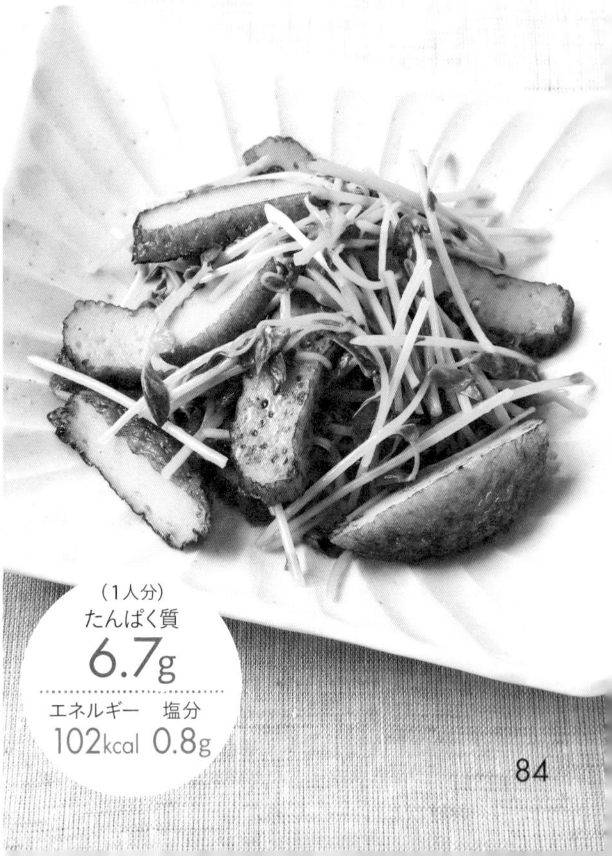

（1人分）
たんぱく質
6.7g
エネルギー 102kcal
塩分 0.8g

しょうがの風味がアクセントに

あさりとわかめのさっと煮

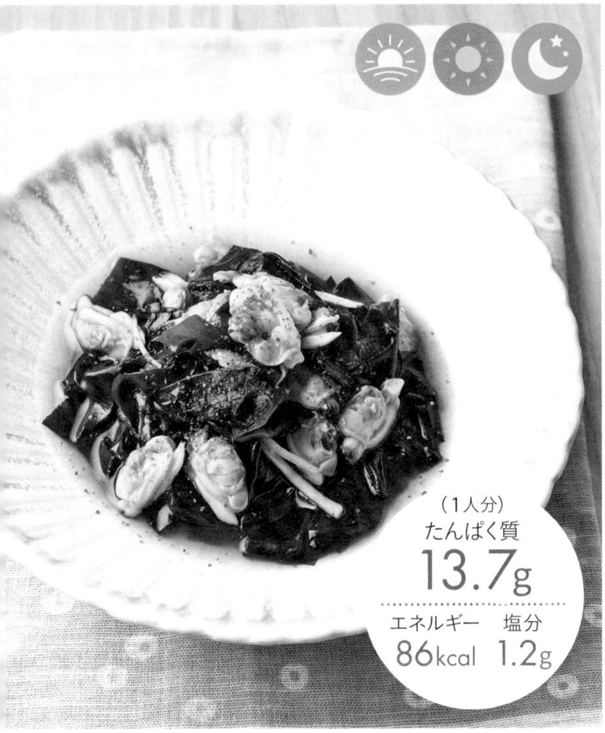

（1人分）
たんぱく質 13.7g
エネルギー 86kcal 塩分 1.2g

材料

	1人分	2人分
あさり水煮缶	1/2缶（65ｇ）	1缶（130ｇ）
塩蔵わかめ	25g（水で戻して50ｇ）	50g（水で戻して100ｇ）
しょうが（薄切り）	1枚	2枚
Ⓐ水	1/4カップ	1/2カップ
Ⓐみりん	小さじ1	小さじ2
Ⓐしょうゆ	小さじ1/3	小さじ2/3
七味唐辛子	適宜	適宜

作り方

1 あさりは汁けをきる。わかめは水で戻してひと口大に切り、しょうがはせん切りにする。

2 鍋にⒶ、あさり、しょうがを入れ中火にかけて煮立て、わかめを加えてさらにひと煮立ちさせる。

3 器に盛り、お好みで七味唐辛子をかける。

1品でたんぱく質たっぷり

さばみそ汁

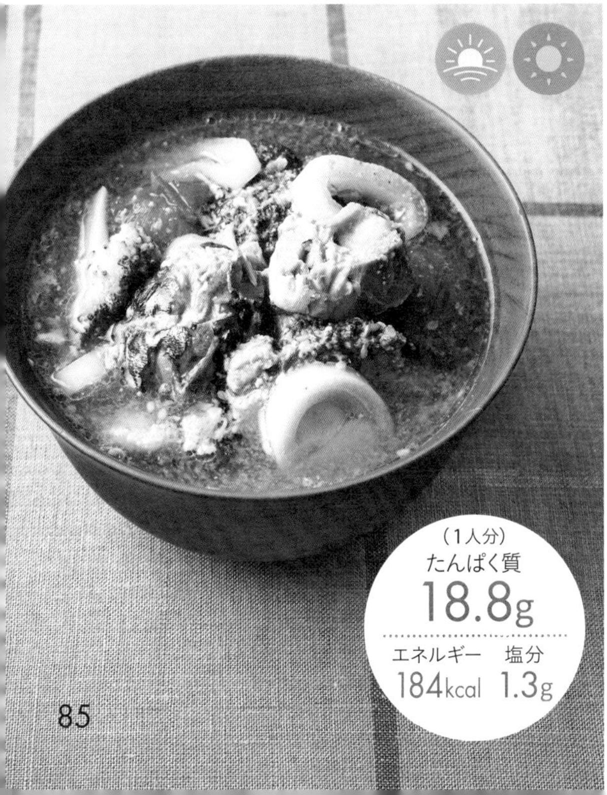

（1人分）
たんぱく質 18.8g
エネルギー 184kcal 塩分 1.3g

材料

	1人分	2人分
さば水煮缶	1/2缶（70ｇ）	1缶（140ｇ）
ブロッコリー	40ｇ	80ｇ
長ねぎ	1/8本	1/4本
ミニトマト	3個	6個
水	1カップ	2カップ
みそ	小さじ1	小さじ2
すりごま	小さじ1	小さじ2

作り方

1 ブロッコリーは小房に分けて食べやすい大きさに切り、長ねぎは小口切りにする。ミニトマトはへたを取る。

2 鍋に水を入れ中火にかけて沸騰させ、ブロッコリー、長ねぎを入れる。煮立ったら、さば缶を汁ごと加え、ミニトマトも加える。みそを溶き入れ、すりごまを加えてさらにひと煮立ちさせる。

一生スタスタ歩ける コラム3

今よりも 10分長く 体を動かすことを意識しよう

フレイル予防には、運動も大切。これまで日常的に運動を行ってきた人は、それを続けていきましょう。しかし、これまでさほど運動をしてこなかった人にとっては、急に運動しろと言われても、戸惑うことでしょう。

継続できそうな運動があれば、新たに始めてもよいですが、地域の活動などに参加して体を動かす、歩いてスーパーに買い出しに行く回数を増やすなど、日常の動作の回数を増やすほうが継続しやすいでしょう。

目標は、これまでより10分長く体を動かすこと。

体を動かすことや歩くこと自体を目的にするのではなく、買い物や社会参加など日々の楽しみを目的にすれば、継続しやすくなります。

老化を防ぐ歩き方のポイント

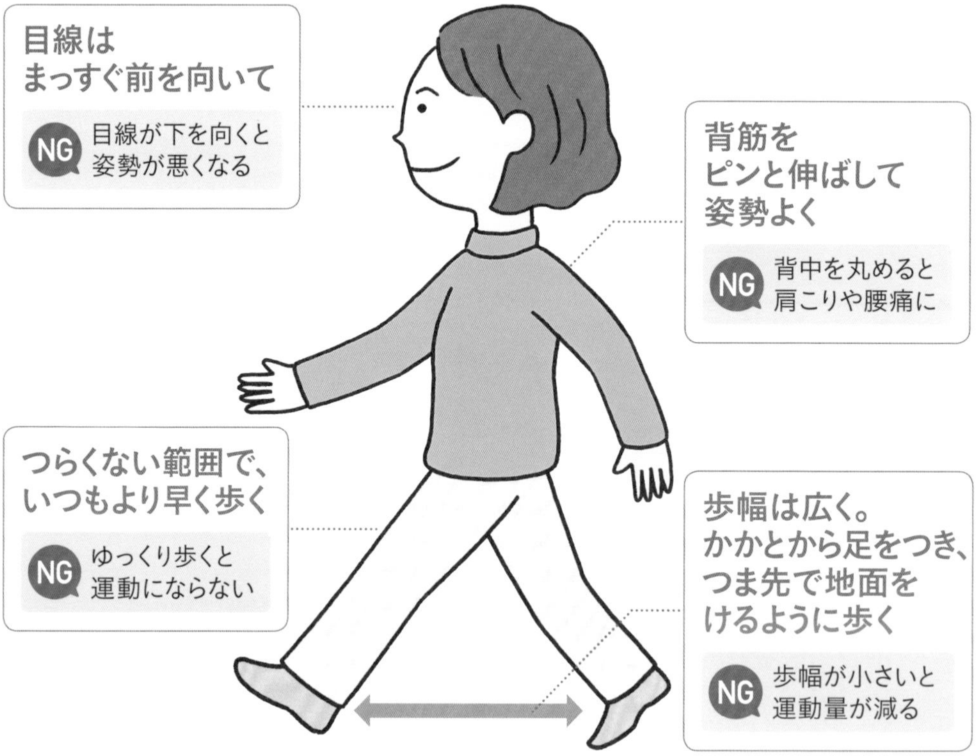

目線は まっすぐ前を向いて
NG 目線が下を向くと姿勢が悪くなる
背筋を ピンと伸ばして 姿勢よく
NG 背中を丸めると肩こりや腰痛に
つらくない範囲で、いつもより早く歩く
NG ゆっくり歩くと運動にならない
歩幅は広く。かかとから足をつき、つま先で地面をけるように歩く
NG 歩幅が小さいと運動量が減る

4章

植物性たんぱく質も
バランスよく
大豆・大豆製品のレシピ

手軽にとれる大豆・大豆製品は
植物性のたんぱく質が豊富。
毎日食べたいレシピを紹介します。

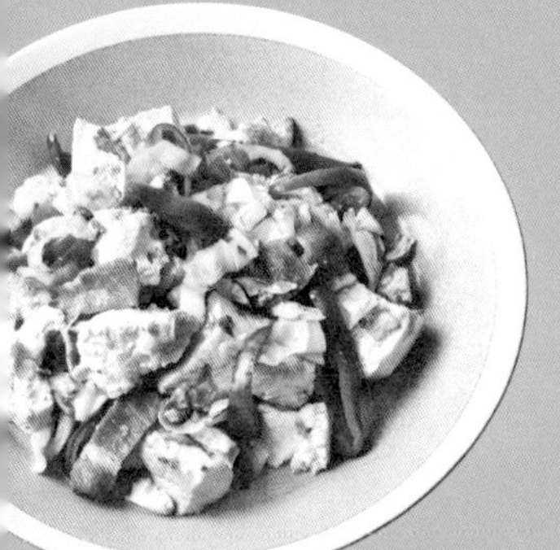

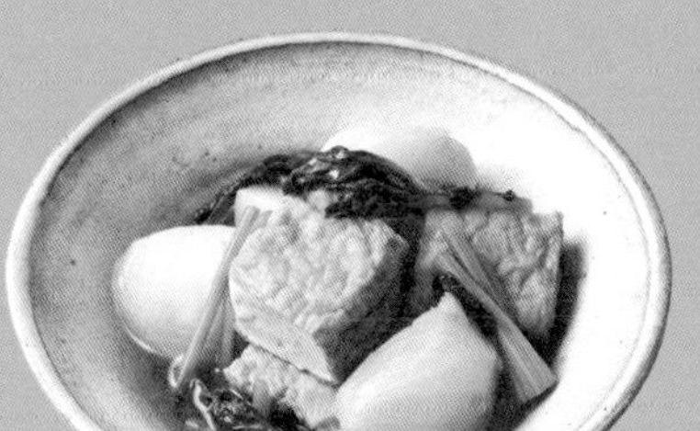

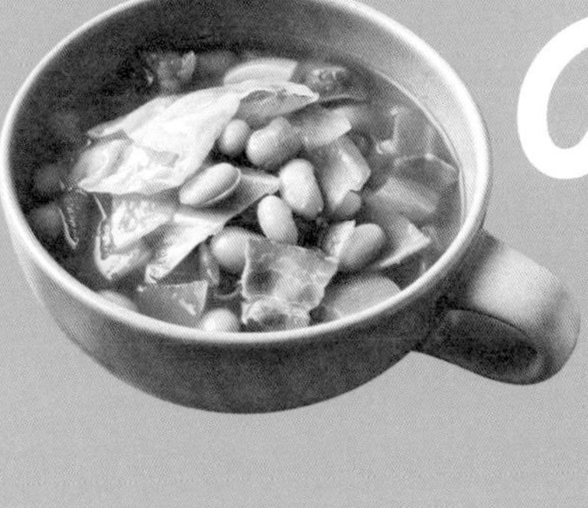

効率よくたんぱく質をとるコツ

大豆・大豆製品 編

そのまま食べられるものを取り入れたり、調理法を変えたりして、毎日おいしく食べましょう。

コツ 1 煮る、炒める、和えるなど さまざまな調理法で

大豆・大豆製品は、さまざまな調理法で食べられる万能食材です。たとえば木綿豆腐なら、そのまま食べるだけでなく、炒めてチャンプルーに、煮て肉豆腐に、ひき肉と混ぜて焼いてがんもどきに、和えて白和えに…と、主菜にも副菜にもなります。

さまざまな調理法で、1日1回はとるようにしましょう。

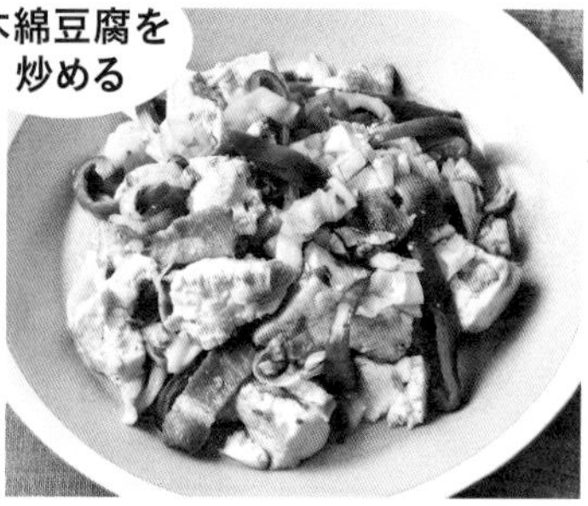
木綿豆腐を炒める
豆腐チャンプルー ≫ p.90

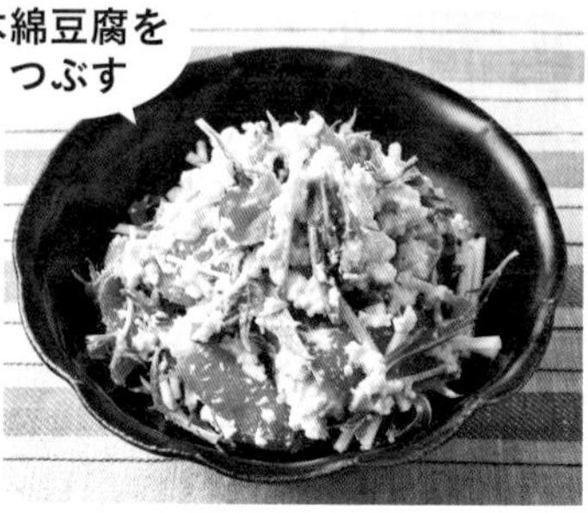
木綿豆腐をつぶす
サーモンと水菜の白和え ≫ p.96

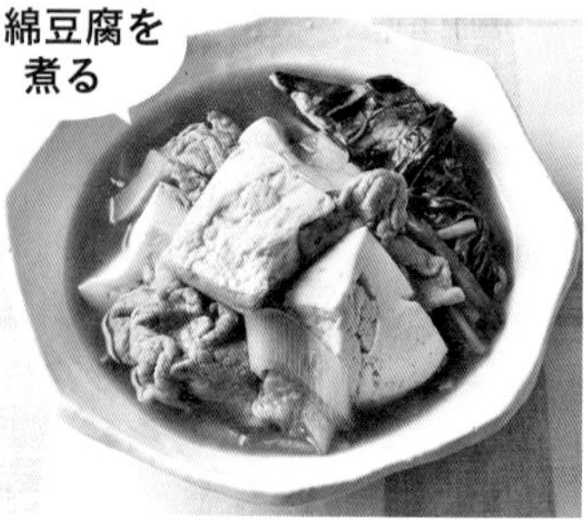
木綿豆腐を煮る
ほうれん草入り肉豆腐 ≫ p.34

コツ 2 そのまま食べられる ものを取り入れる

大豆・大豆製品の中には、手を加えずそのまま食べられるものも数多くあります。

とくに忙しい朝にはぴったりです。木綿豆腐はパックから開けてそのままひややっこにすれば、100gでたんぱく質が約7gとれます。納豆もたれなどを加えてよく混ぜるだけですぐ食べられて、1パックでたんぱく質が約7gとれます。これらを毎朝の定番にするとよいでしょう。

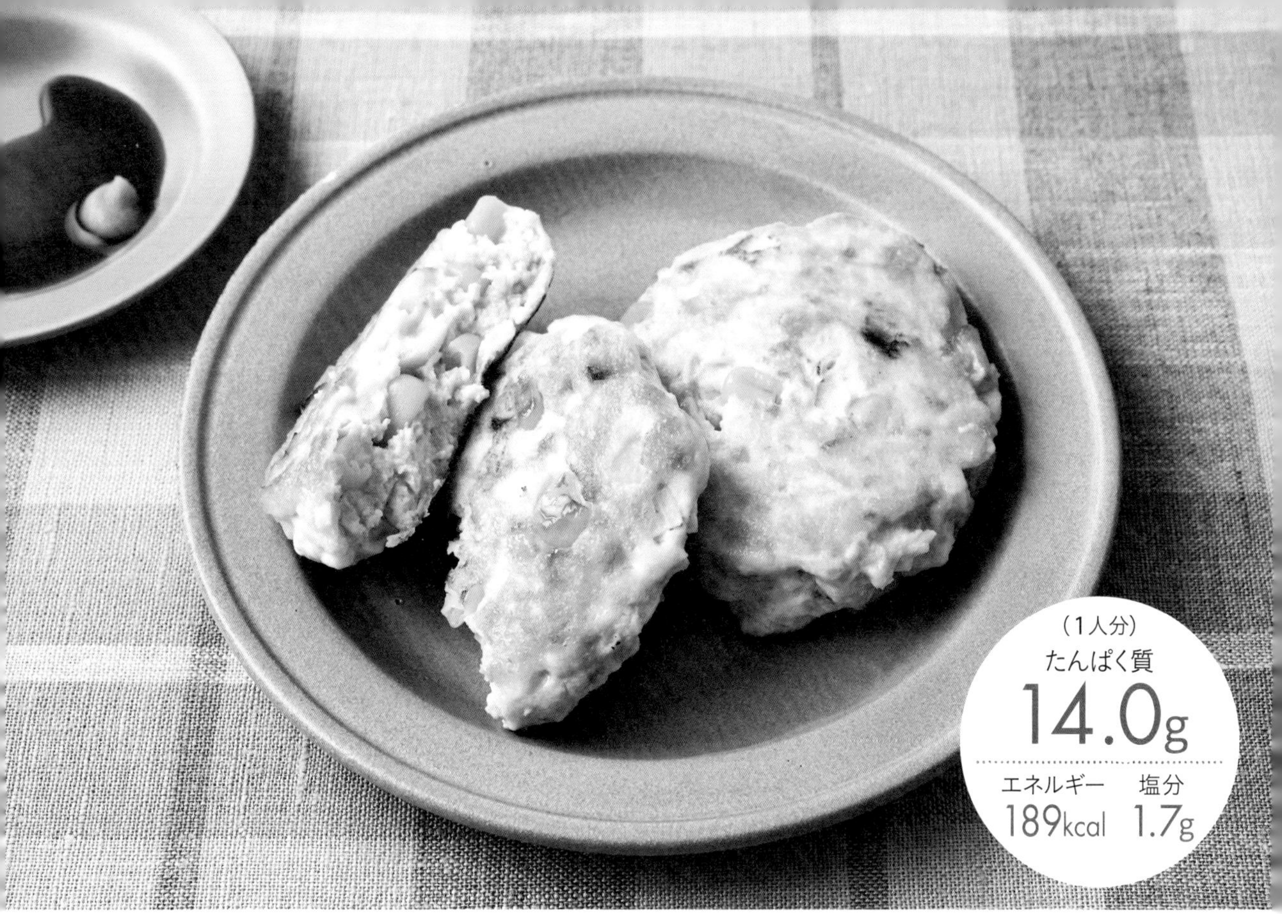

（1人分）
たんぱく質
14.0g
エネルギー 189kcal　塩分 1.7g

コーンを加えて、より食べごたえをアップ

焼きがんもどき

夕食向け　作りおき可

材料

	1人分	2人分
木綿豆腐	1/3丁（100ｇ）	2/3丁（200ｇ）
長ねぎ	10㎝	20㎝
鶏ひき肉皮なし	20ｇ	40ｇ
Ⓐ 溶き卵	大さじ1	大さじ2
Ⓐ 片栗粉	小さじ1	小さじ2
Ⓐ 塩	少々	少々
冷凍コーン	20ｇ	40ｇ
サラダ油	小さじ1	小さじ2
しょうゆ	小さじ1	小さじ2
練りからし	適量	適量

作り方

1 豆腐はペーパータオルで包み、重しをして10分くらいおき、水けをきる。長ねぎは粗みじん切りにする。

2 ボウルに豆腐を入れてつぶし、ひき肉、Ⓐを加えて混ぜ合わせる。粘りが出てきたら、長ねぎとコーンを加えてさらに混ぜ、４等分にして丸く平らな形に整える。

3 フライパンを中火で熱してサラダ油を入れ、２を並べ入れる。ふたをして中弱火で４分焼き、裏返してさらに4分焼く。器に盛り、しょうゆとからしを添える。

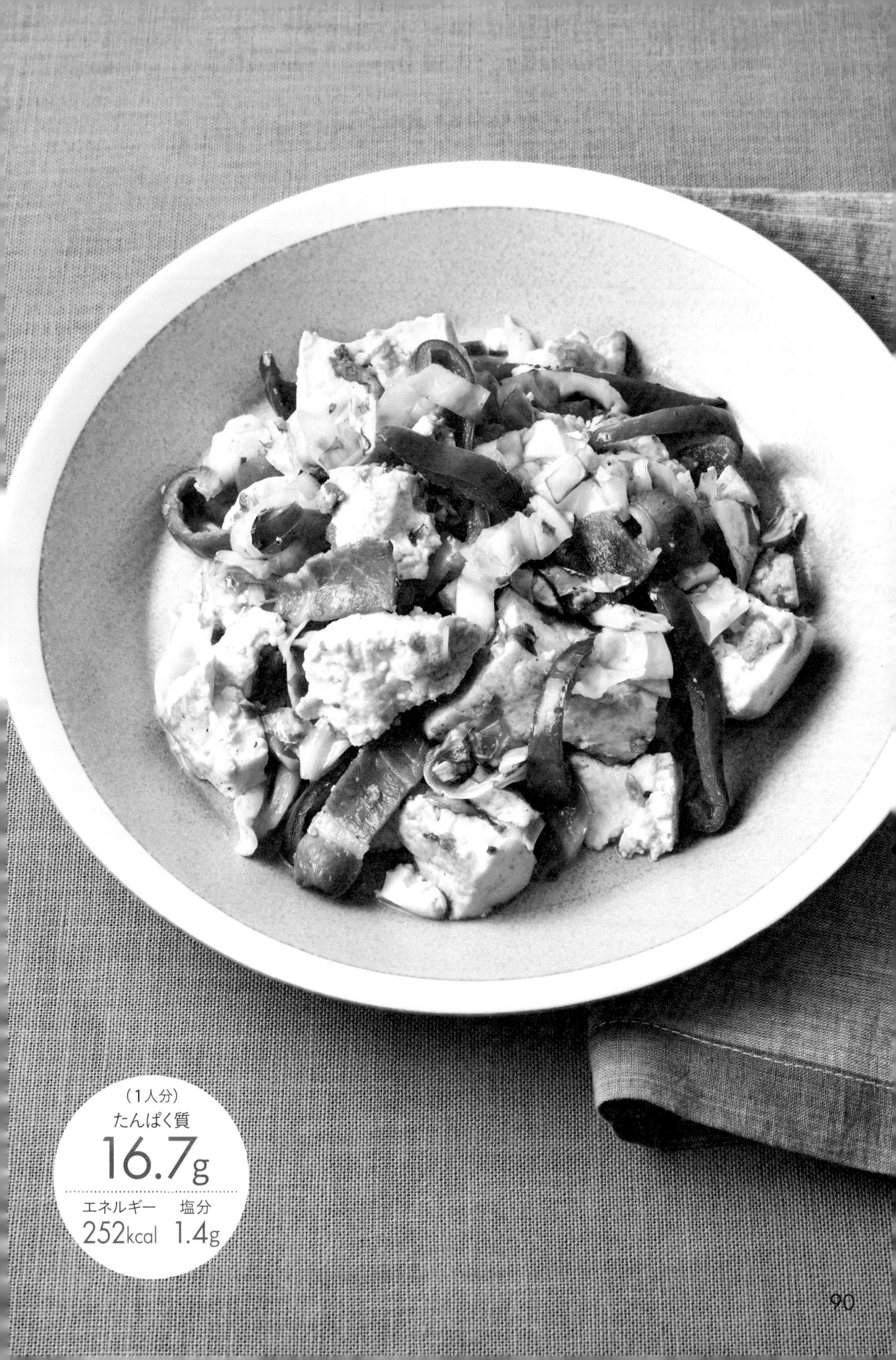

（1人分）
たんぱく質
16.7g

エネルギー 252kcal
塩分 1.4g

ボリューム満点の具だくさんチャンプルー

豆腐チャンプルー

朝食向け　昼食向け　夕食向け

材料	1人分	2人分
木綿豆腐	2/3丁（200g）	1 1/3丁（400g）
キャベツ	1枚	2枚
ピーマン	1個	2個
ベーコン	1/2枚	1枚
にんにく（薄切り）	1枚	2枚
サラダ油	小さじ1 1/2	大さじ1
Ⓐ塩	少々	小さじ1/4
Ⓐこしょう	少々	少々
Ⓐしょうゆ	小さじ1/2	小さじ1
かつお節	少々	少々

作り方

1 豆腐はペーパータオルで包み、重しをして10分くらいおき、水けをきる。キャベツは太めの細切りに、ピーマンは細切りに、ベーコンは1cm幅に切る。

2 フライパンを中火で熱してサラダ油を入れ、豆腐を割り入れ、にんにく、ベーコン、キャベツ、ピーマンを加え炒める。全体に火が通ったら、Ⓐを加える。

3 器に盛り、かつお節をかける。

フレイル予防のポイント

絹より木綿がたんぱく質豊富

絹ごし豆腐と比べると、木綿豆腐のたんぱく質含有量は約1.3倍！　木綿豆腐をたっぷり使うと、たんぱく質がしっかりとれます。

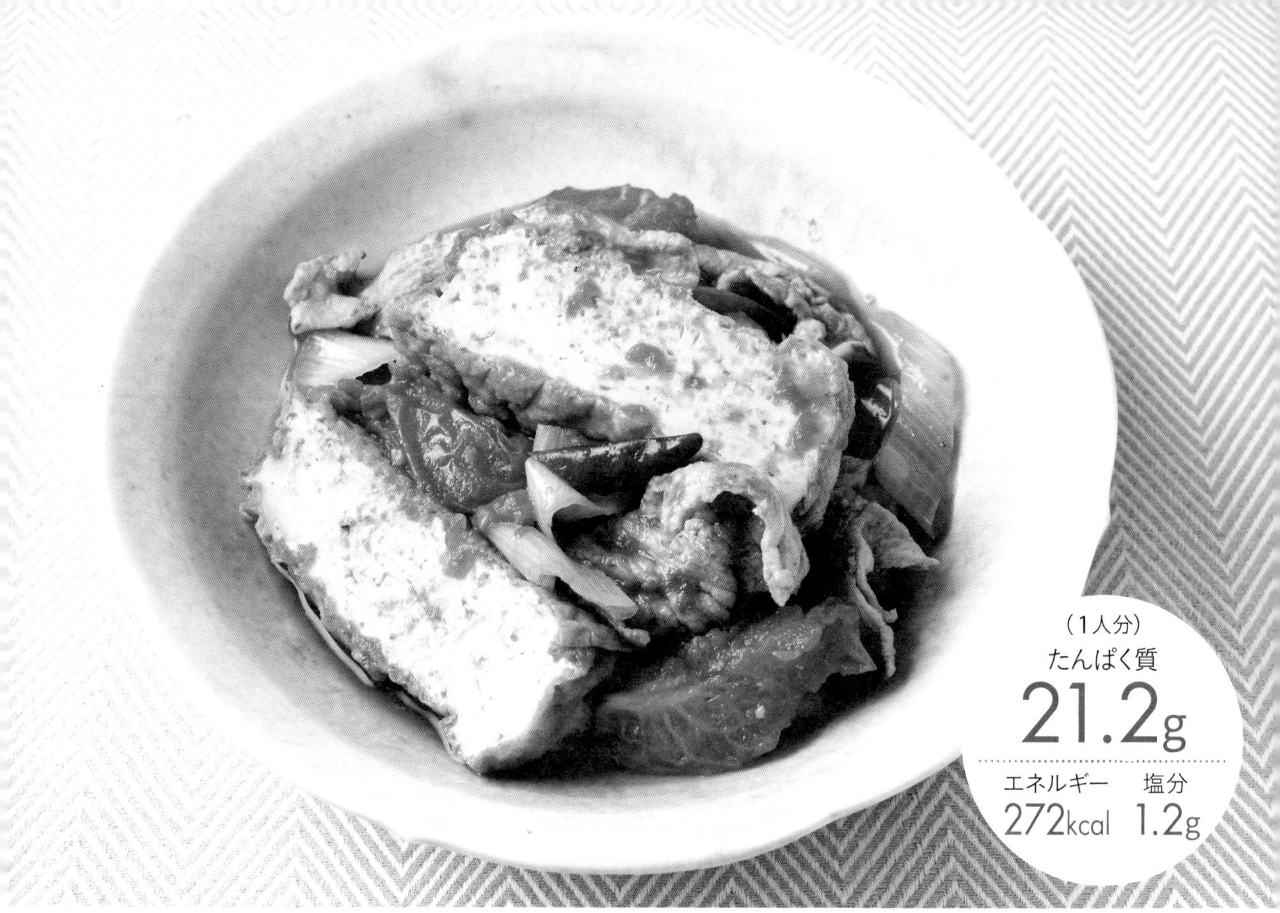

（1人分）
たんぱく質
21.2g
エネルギー 272kcal
塩分 1.2g

酸味のきいたピリ辛煮物

厚揚げと豚肉のトマト煮

昼食向け　夕食向け

材料

	1人分	2人分
厚揚げ	1/2枚（100g）	1枚（200g）
豚もも肉切り落とし	40g	80g
塩・こしょう	各少々	各少々
長ねぎ	1/4本	1/2本
トマト	小1個	小2個
ごま油	小さじ1	小さじ2
A 水	1/4カップ	1/2カップ
A 酒	大さじ1/2	大さじ1
A しょうゆ	小さじ1	小さじ2
A 赤唐辛子	1/2本	1本

作り方

1 厚揚げは1cm厚さに切る。豚肉は食べやすい大きさに切って塩、こしょうをふる。長ねぎは斜め切りに、トマトは4等分に切る。

2 フライパンを中火で熱してごま油を入れ、豚肉と長ねぎを炒める。豚肉に火が通ってきたら、厚揚げ、トマト、Aを加えてふたし、煮立たせる。沸騰したら弱火にし、7〜8分くらい煮る。

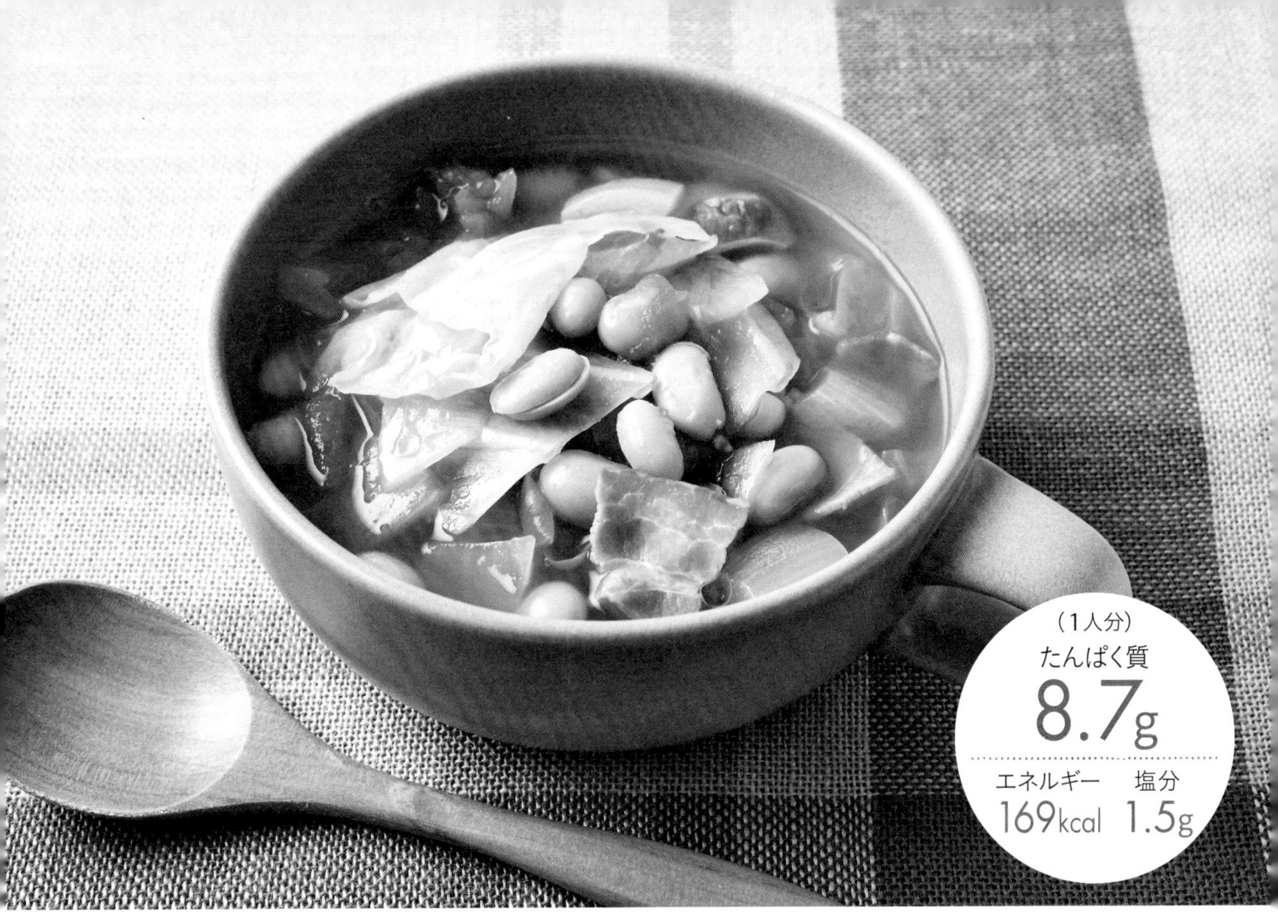
（1人分）
たんぱく質
8.7g
エネルギー　塩分
169kcal　1.5g

豆と野菜のうまみがぎゅっとつまった

大豆入りミネストローネ

朝食向け　昼食向け　夕食向け　作りおき可

材料	1人分	2人分
大豆水煮缶	40g	80g
玉ねぎ	1/8個	1/4個
セロリ	20g	40g
トマト	1/2個	1個
ベーコン	1/2枚	1枚
キャベツ	1/2枚	1枚
オリーブ油	小さじ1	小さじ2
にんにく（薄切り）	1枚	1枚
Ａ 水	1カップ	2カップ
Ａ コンソメスープの素（顆粒）	小さじ1/4	小さじ1/2
塩・こしょう	各少々	各少々

作り方

1 玉ねぎ、セロリ、トマトはそれぞれ大きめの角切りに、ベーコンは3㎝四方、キャベツは4〜5㎝四方に切る。

2 鍋にオリーブ油とにんにくを入れて中火で熱し、玉ねぎ、セロリを炒める。しんなりしてきたら、ベーコン、キャベツ、トマトを加えてさらに炒め、Ａと大豆を加え、ふたをして沸騰させる。弱火にしてさらに5分くらい煮て、塩、こしょうで味を調える。

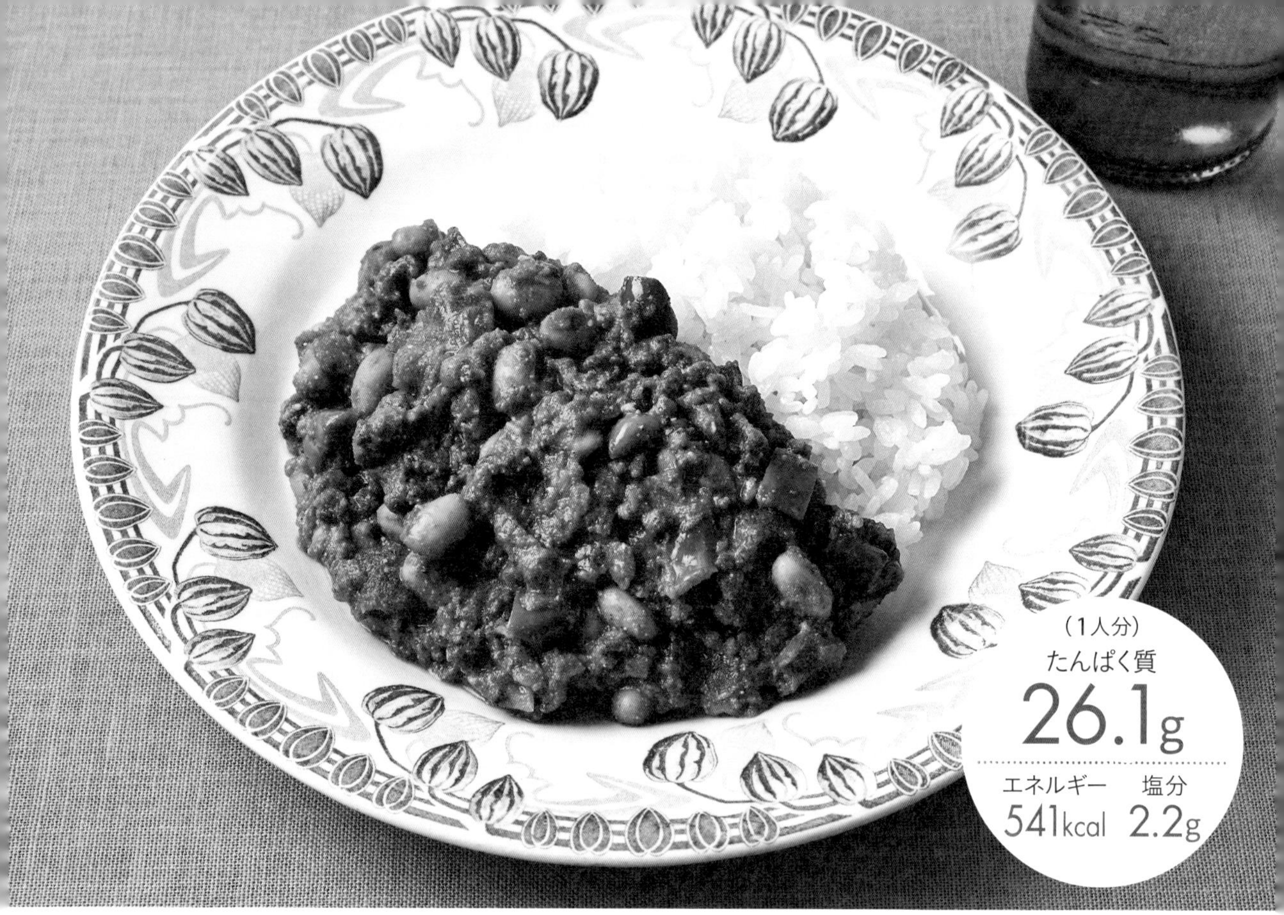

（1人分）
たんぱく質
26.1g
エネルギー 541kcal　塩分 2.2g

ほくほく大豆とカレーの相性バツグン

大豆入りキーマカレー

昼食向け　夕食向け　作りおき可

材料

材料	1人分	2人分
大豆水煮缶	50g	100g
玉ねぎ	1/8個	1/4個
ピーマン	1個	2個
オリーブ油	小さじ1	小さじ2
合いびき肉	50g	100g
しょうが、にんにく（各みじん切り）	各1/4かけ分	各1/2かけ分
Ⓐ トマト缶（カット）	100g	200g
Ⓐ カレー粉	大さじ1	大さじ2
Ⓐ ケチャップ、しょうゆ	各小さじ1	各小さじ2
プレーンヨーグルト	大さじ2	大さじ4
塩	少々	小さじ1/4
こしょう	少々	少々
温かいごはん	150g	300g

作り方

1 玉ねぎはみじん切りに、ピーマンは小さめの角切りにする。

2 フライパンを強火で熱してオリーブ油を入れ、玉ねぎを炒める。きつね色になったら、ひき肉、しょうが、にんにく、ピーマンを加え、さらに炒める。ひき肉に火が通ったら、中火にしてⒶと大豆を加えて煮立たせ、ヨーグルト、塩、こしょうを加えてさらにひと煮立ちさせる。

3 器にごはんを盛り、2をかける。

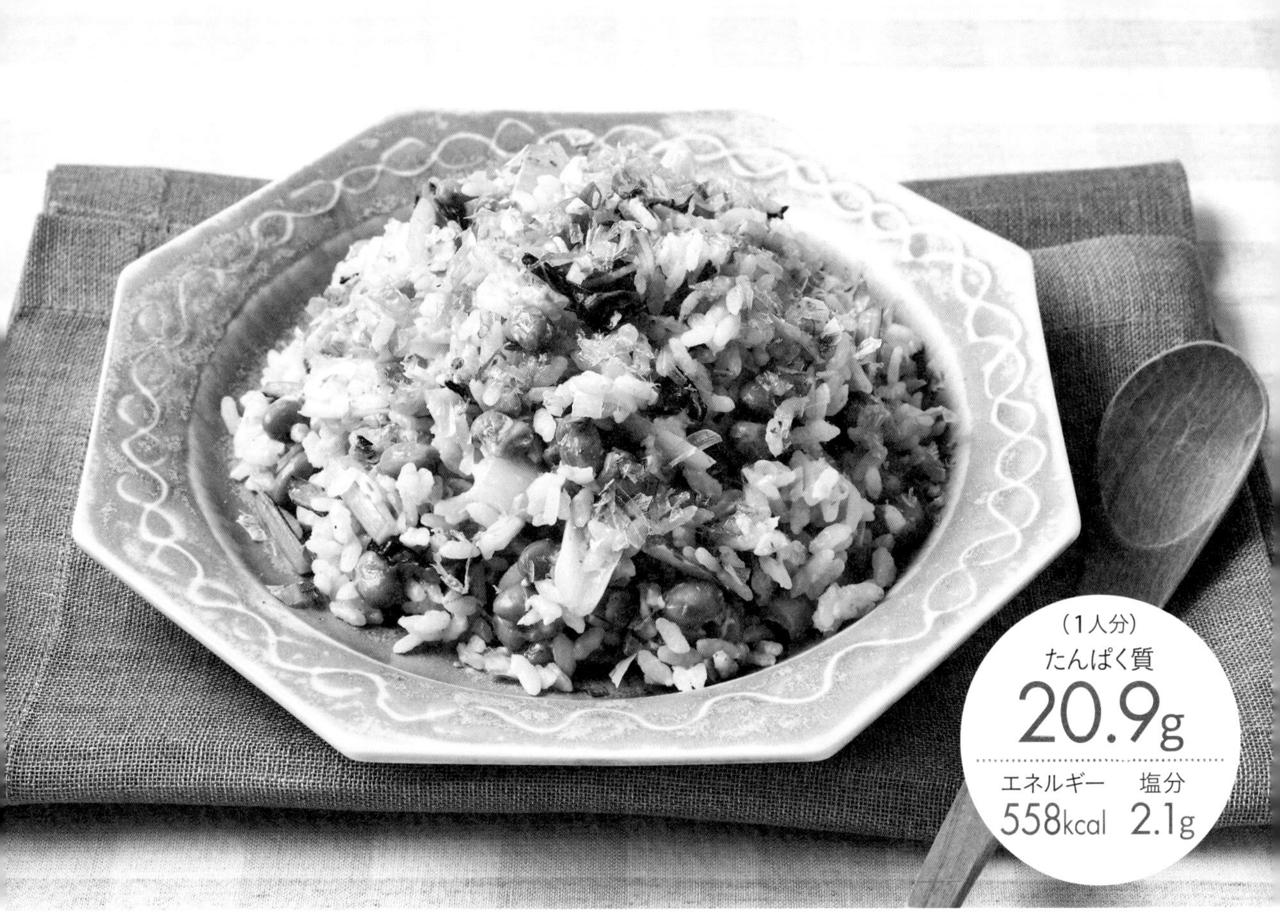
（1人分）
たんぱく質
20.9g
エネルギー 558kcal
塩分 2.1g

ごはんと納豆、卵がなじんでおいしい

納豆チャーハン

朝食向け　昼食向け

材料	1人分	2人分
納豆	1パック(40g)	2パック(80g)
温かいごはん	200g	400g
Ⓐ 溶き卵	1個	2個
Ⓐ 塩	少々	小さじ1/3
長ねぎ	1/4本	1/2本
小松菜	1 1/2株(60g)	3株（120g）
ごま油	小さじ2	小さじ4
Ⓑ しょうゆ	小さじ1	小さじ2
Ⓑ こしょう	少々	少々
かつお節	1/2袋（2g）	1袋（4g）

作り方

1 ごはんとⒶを混ぜ合わせる。長ねぎは粗みじん切りに、小松菜は1～2cm長さに切る。

2 フライパンを中火で熱してごま油を入れ、長ねぎと小松菜を加えて炒め、ごはんを加えてさらに炒める。パラパラとしてきたら、納豆、Ⓑ、半量のかつお節を加え、炒め合わせる。

3 器に盛り、残りのかつお節をかける。

ほんのりわさびがきいた

サーモンと水菜の白和え

材料	1人分	2人分
木綿豆腐	1/4丁（75ｇ）	1/2丁（150ｇ）
スモークサーモン	20ｇ	40ｇ
水菜	1株（20ｇ）	2株（40ｇ）
Ⓐ マヨネーズ	小さじ1 1/2	大さじ1
Ⓐ わさび	少々	小さじ1/3

作り方

1 豆腐はペーパータオルで包み、重しをして10分くらいおき、水けをきる。サーモンはひと口大に切り、水菜は3㎝長さに切る。

2 ボウルに豆腐を入れてつぶし、サーモン、水菜、Ⓐを加えて混ぜ合わせる。

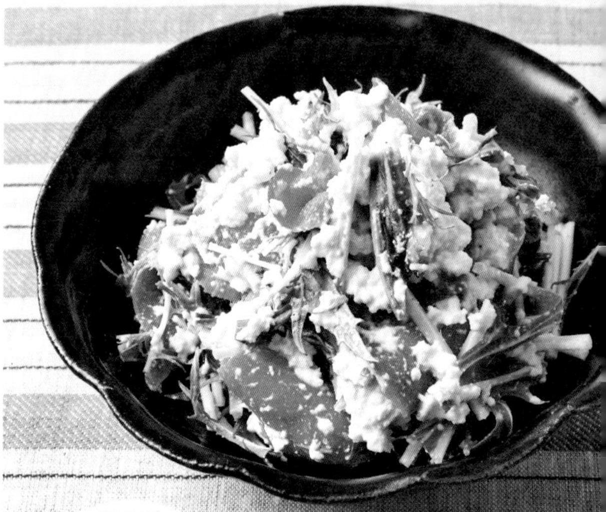

（1人分）
たんぱく質
11.0g
エネルギー 133kcal　塩分 1.0g

たんぱく質がもう少し欲しいときに

焼き油揚げと白菜のサラダ

材料	1人分	2人分
油揚げ	1/2枚（15ｇ）	1枚（30ｇ）
白菜	1/2枚	1枚
Ⓐ ポン酢しょうゆ	小さじ1 1/2	大さじ1
Ⓐ オリーブ油	小さじ2/3	小さじ1 1/2

作り方

1 油揚げはフライパンで両面焼いて短冊切りに、白菜は1～1.5㎝幅に切る。

2 ボウルに1を入れ、Ⓐと混ぜ合わせる。

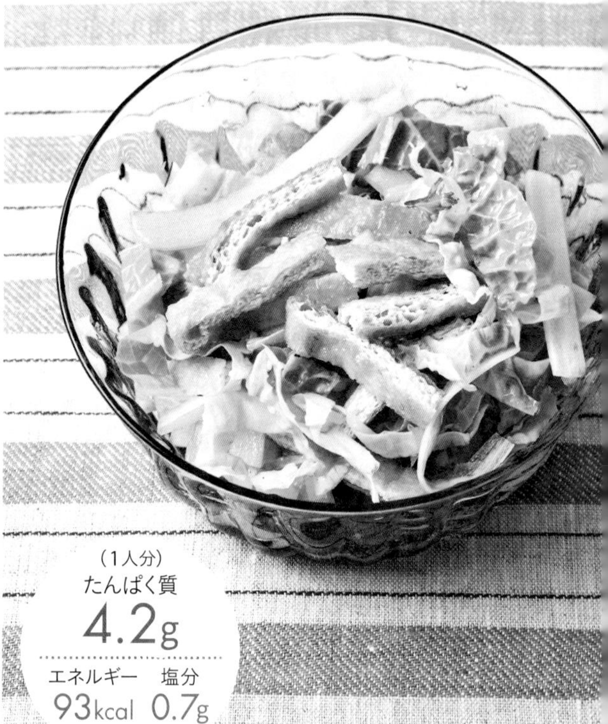

（1人分）
たんぱく質
4.2g
エネルギー 93kcal　塩分 0.7g

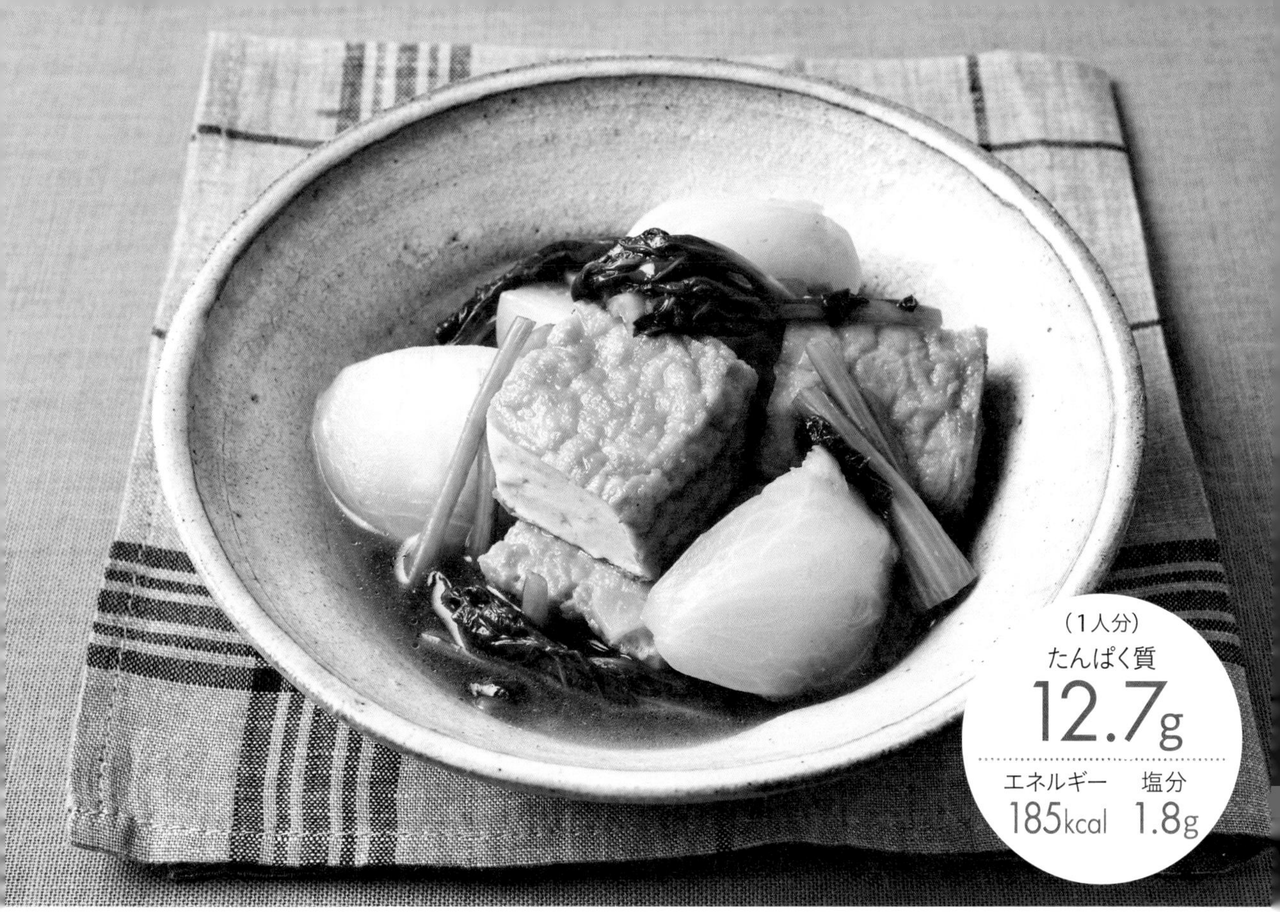

（1人分）
たんぱく質
12.7g
エネルギー 185kcal
塩分 1.8g

大きく切った厚揚げは食べごたえ、あり！

厚揚げとかぶの炒め煮

昼食向け　夕食向け　作りおき可

材料	1人分	2人分
厚揚げ	1/2枚（100g）	1枚（200g）
かぶ	1個	2個
かぶの葉	30g	60g
サラダ油	小さじ1/2	小さじ1
Ⓐ だし汁	1/2カップ	3/4カップ
Ⓐ 酒、しょうゆ	各小さじ1	各小さじ2
Ⓐ 砂糖	小さじ1/2	小さじ1
Ⓐ 塩	少々	少々

作り方

1 厚揚げは4等分にし、かぶはくし形切りに、かぶの葉は3～4㎝長さに切る。

2 鍋にサラダ油を入れ中火で熱し、かぶ、かぶの葉を加えてさっと炒め、Ⓐを加えて煮立てる。厚揚げを加えてふたをし、沸騰したら弱火にして5分くらい煮る。

一生スタスタ歩けるコラム4

お口の体操で食べる筋肉を鍛えよう

加齢とともに、噛む力や飲み込む力は衰えていき、誤嚥《ごえん》を引き起こすことがあります。そのサインのひとつが「むせ」。これまでより、むせる回数が増えたり、飲んでいたお茶が気管に入ってしまったりするようなら、口の筋肉を鍛えるトレーニングをしましょう。

そのひとつが、「パ・タ・カ・ラ体操」。パパパ・タタタ…と早くはっきり発音します。この4つの発音に使う唇や舌の動きが弱くなると、吸う、飲み込む、食べ物を押しつぶす、食べ物を丸める、といった働きができなくなるからです。

「あいうべ体操」もおすすめです。声を出しながら、思い切り口を開けて「あー」、思い切り口を横にして「いー」、思い切り口をとがらせて「うー」、思い切り口を開けて舌を出せるところまで出して「べー」。これを30回程度繰り返します。

早く、はっきり発音することがその効果につながるため、早口言葉や、好きな詩や小説の朗読などもおすすめです。

パ・タ・カ・ラ体操をやってみよう

できるだけ大きな声で
「パパパ、タタタ、カカカ、ラララ…」と
5回を目安に発音する。

↓

次に「パタカラ、パタカラ、パタカラ…」と
5回を目安に発音する。

パ 音を破裂させるように、口を開けたり閉じたりする。

タ 舌の先で歯切れよく発音する。

カ 舌の奥をのどに押しつけるように発音する。

ラ 舌の先をくるくる回すような感じで発音する。

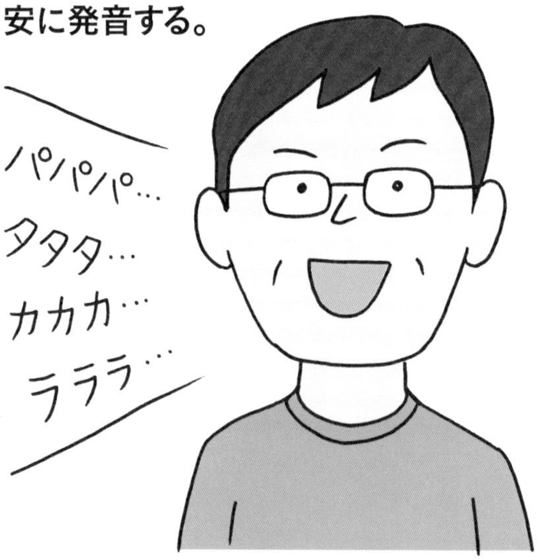

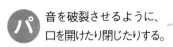

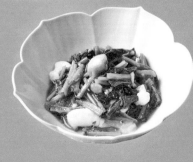

5章

肉や魚介のおかずといっしょに 卵・乳製品のレシピ

卵や乳製品も、忘れずにとりたい大事なたんぱく源です。
肉や魚介の主菜と組み合わせることで、
たんぱく質をプラスすることができるレシピを紹介します。

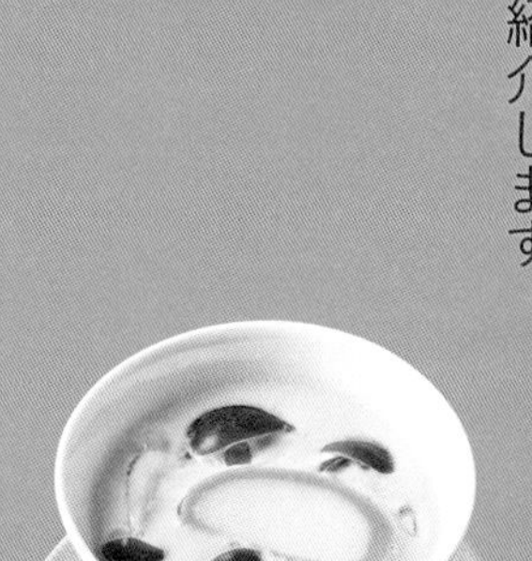

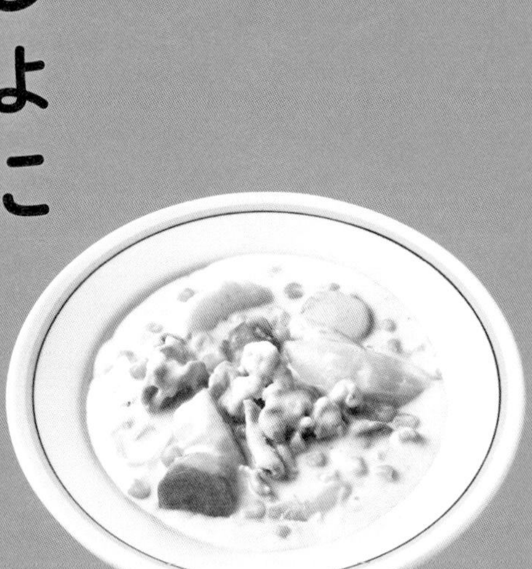

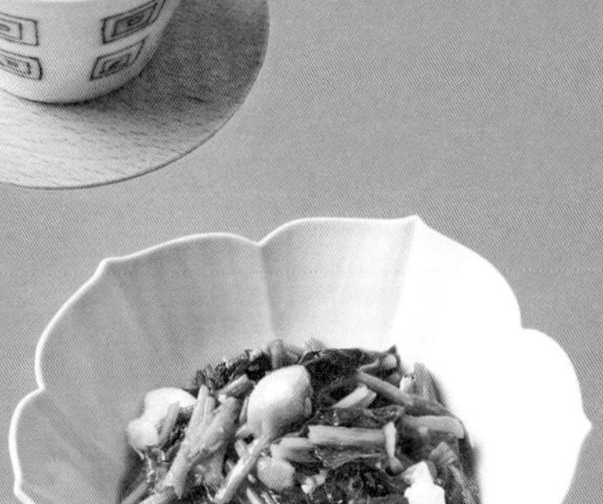

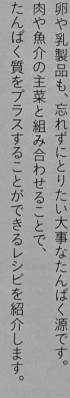

効率よくたんぱく質をとるコツ

卵・乳製品編

毎朝卵を食べることを定番の習慣にしたり、卵と乳製品を組み合わせたりして効率よくとりましょう。

コツ 1 「朝食は卵」という定番メニューをつくる

朝は何かと忙しく、ゆっくりごはんを食べる時間がないことも。そんなときは、手間をかけずに食べられる卵がおすすめ。卵は、アミノ酸バランスが優れた完全食品。これを毎朝食べると決めておけば、栄養がしっかりとれて、朝食のメニューに悩む心配もありません。とりすぎを心配する人もいますが、毎日1個半~2個食べてもコレステロール値は上がらないというデータもあるので、安心して食べましょう。

パンと合わせてもOK

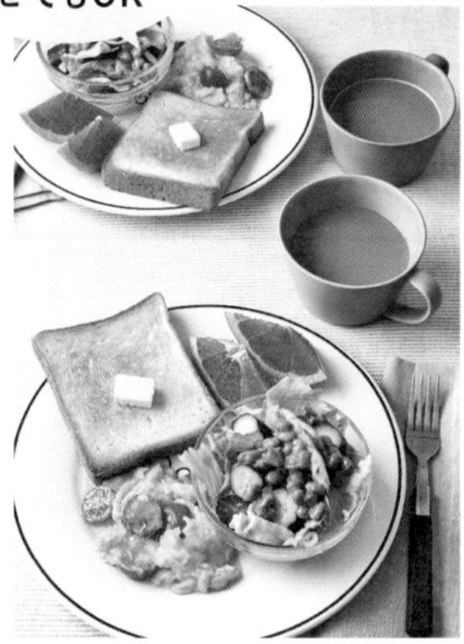

トマトとチーズのスクランブルエッグ ≫ p.36

ごはんとの相性ばっちり

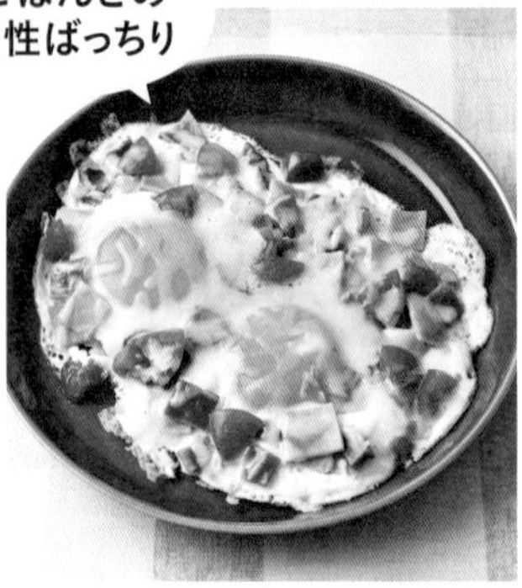

ピザ風目玉焼き ≫ p.105

コツ 2 卵と乳製品を組み合わせる

卵や乳製品単品でも、十分にたんぱく質はとれますが、このふたつを組み合わせると、より多くのたんぱく質が効率よくとれます。たとえばスクランブルエッグにピザ用チーズ20gを加えるだけで、たんぱく質量は約5・2gもアップ。

ピザ用チーズやスライスチーズなどは、さまざまな料理に手軽に加えることができるので、卵とともに、冷蔵庫に常備しておくとよいでしょう。

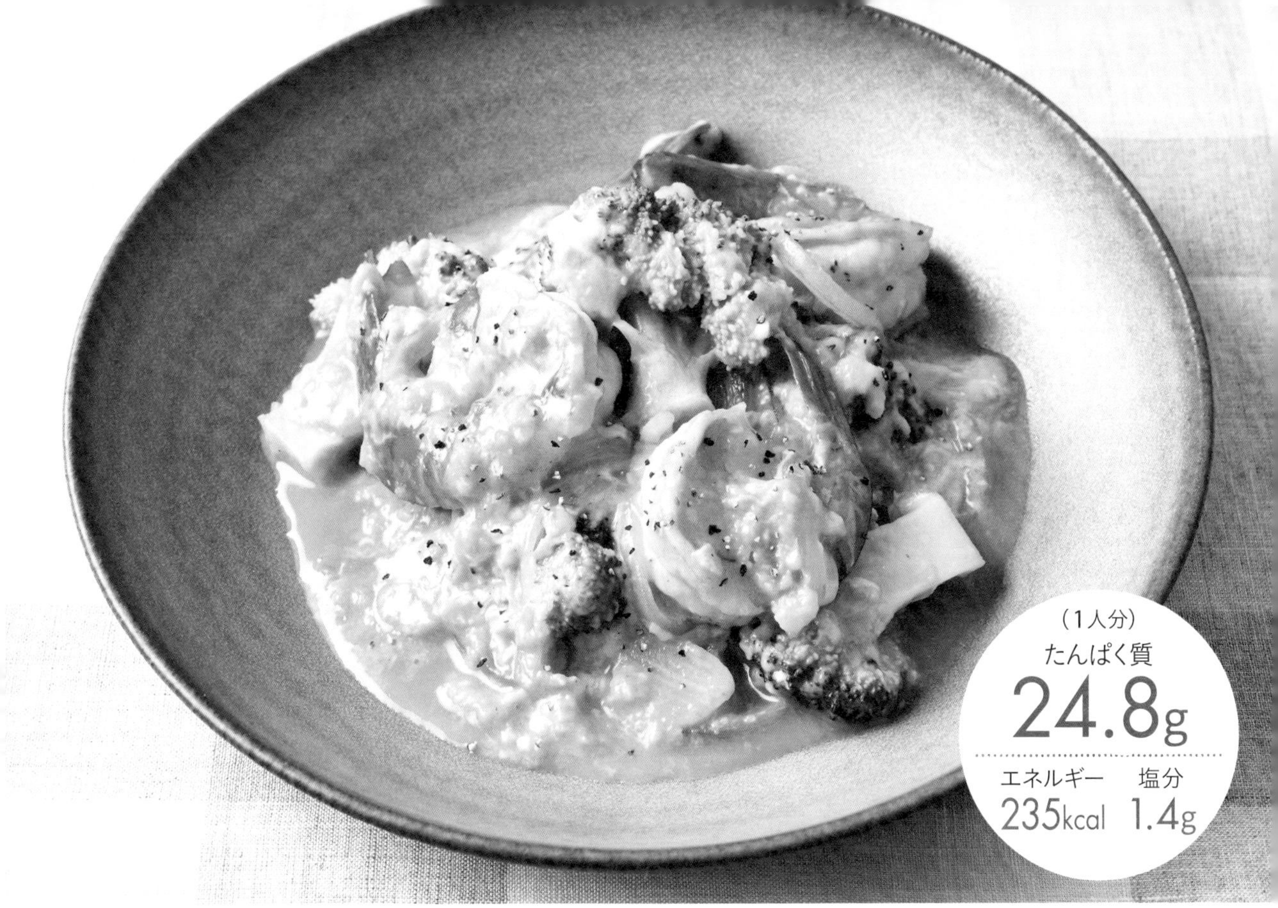

（1人分）
たんぱく質
24.8g
エネルギー 235kcal 塩分 1.4g

卵とチーズのとろとろソースをたっぷりからめて

えびのカルボナーラ炒め

夕食向け

材料	1人分	2人分
卵	1個	2個
Ａ 粉チーズ	小さじ1 1/2	大さじ1
Ａ 牛乳	大さじ1	大さじ2
Ａ こしょう	少々	少々
えび	80 g	160 g
塩・こしょう	各少々	各少々
玉ねぎ（薄切り）	1/4個	1/2個
ブロッコリー	50 g	100 g
オリーブ油	小さじ1	小さじ2
白ワイン	小さじ1	小さじ2
粗びきこしょう	少々	少々

作り方

1 卵は割りほぐして、Ａを混ぜ合わせる。えびは殻をむいて背ワタを取り、塩、こしょうをふる。ブロッコリーは小房に分けて食べやすい大きさに切る。

2 フライパンを中火で熱してオリーブ油を入れ、玉ねぎを炒め、えび、ブロッコリーを加えて炒め合わせる。白ワインを加え、ふたをして弱火で2分くらい蒸し焼きにする。1の卵液を流し入れ、全体にからませながら半熟状に仕上げる。器に盛り、粗びきこしょうをふる。

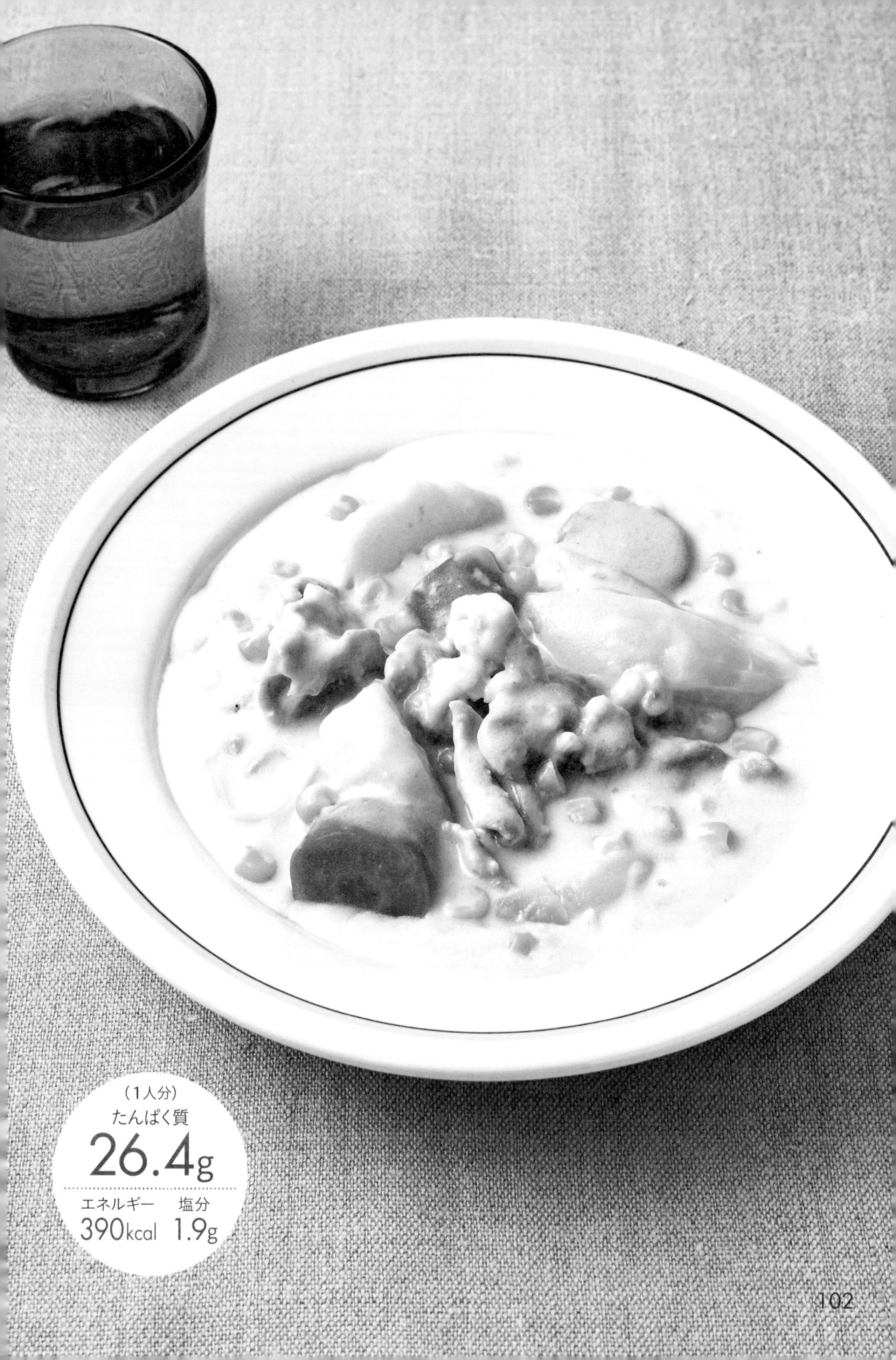

（1人分）
たんぱく質
26.4g

エネルギー 390kcal
塩分 1.9g

市販のルウを使わなくても1人分から簡単に作れる

コーンミルクシチュー

夕食向け

材料

材料	1人分	2人分
牛乳	3/4カップ	1 1/2カップ
豚もも肉切り落とし	80g	160g
こしょう	少々	少々
玉ねぎ	1/4個	1/2個
にんじん	4cm（40g）	8cm（80g）
じゃがいも	小1個	小2個
オリーブ油	小さじ1	小さじ2
Ⓐ 水	1/2カップ	1カップ
Ⓐ ローリエ	1/4枚	1/2枚
Ⓐ コンソメスープの素（顆粒）	小さじ1/4	小さじ1/2
冷凍コーン	30g	60g
小麦粉	小さじ2	小さじ4
バター	小さじ1	小さじ2
塩・こしょう	各少々	各少々

フレイル予防のポイント

牛乳を使ってたんぱく質アップ

牛乳を使ったホワイトシチューにすれば、ブラウンシチューやトマトシチューに比べてたんぱく質を約5g多くとることができます。

作り方

1 豚肉は食べやすい大きさに切ってこしょうをふる。玉ねぎはくし形切りに、にんじんは厚めの輪切りにする。じゃがいもはひと口大に切り、水にさらす。

2 鍋にオリーブ油を入れて中火で熱し、玉ねぎ、にんじん、じゃがいもを炒める。全体に油がまわったら、豚肉を加えてさらに炒め、Ⓐとコーンを入れ、ふたをする。沸騰したら、弱火で10分くらい煮る。

3 耐熱容器に小麦粉、バターを入れ、ラップをせずに電子レンジ（600W）で30秒加熱し混ぜ合わせる。牛乳を少しだけ加えて粉っぽさがなくなるまで混ぜ、2に加える。残りの牛乳も加え、中火で煮る。煮立ってきたら、塩、こしょうを加え、混ぜ合わせる。

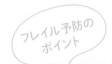

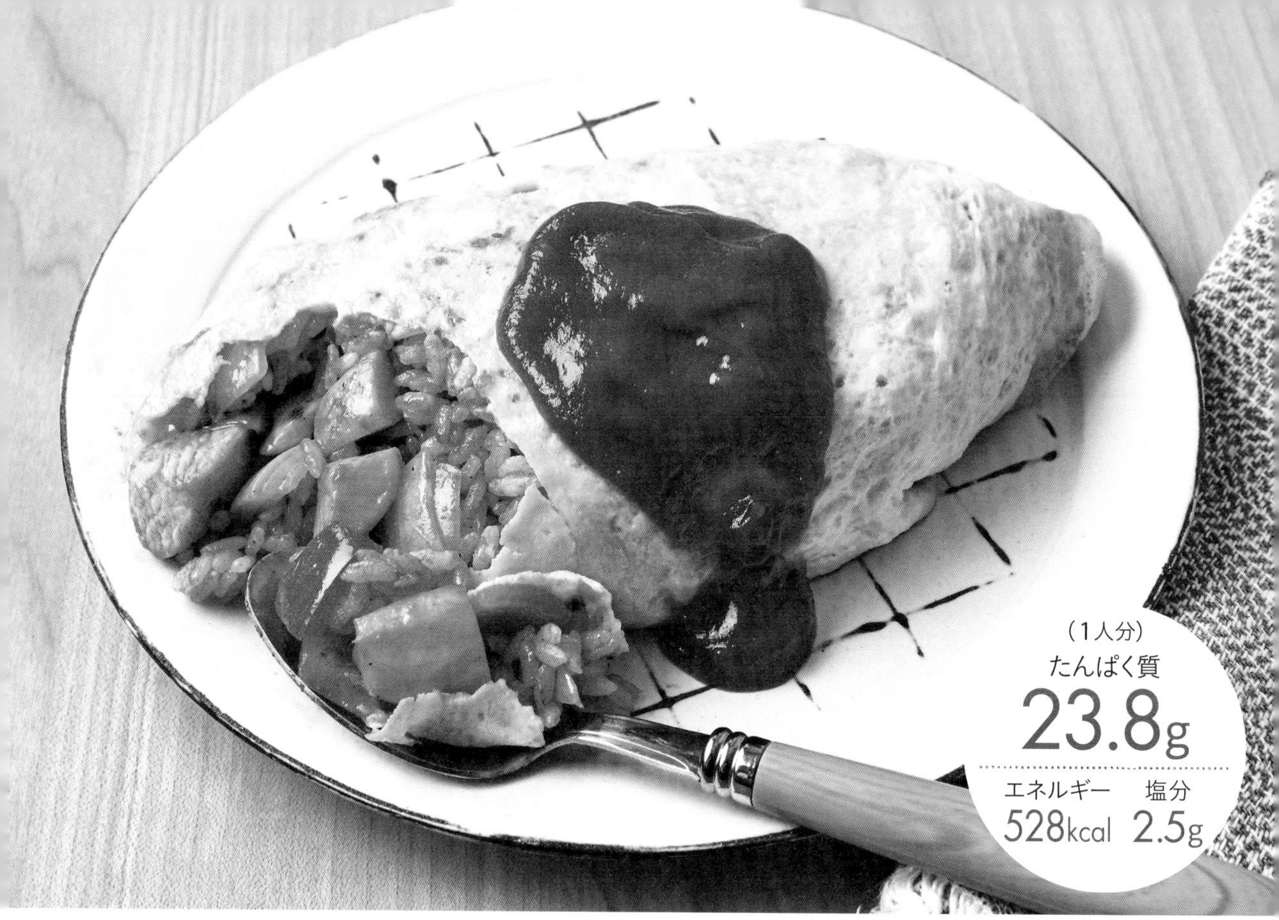

（1人分）
たんぱく質
23.8g
エネルギー 528kcal
塩分 2.5g

具が大きいので食べごたえあり

ごろごろオムライス

昼食向け

材料	1人分	2人分
卵	1個	2個
鶏むね肉	50g	100g
玉ねぎ	30g	60g
パプリカ	1/8個	1/4個
エリンギ	1/2本	1本
バター	小さじ2	小さじ4
ケチャップ（味つけ用）	大さじ2	大さじ4
ごはん	150g	300g
塩・こしょう	各少々	各少々
オリーブ油	小さじ1/2	小さじ1
ケチャップ（飾り用）	小さじ2	小さじ4

作り方

1 鶏肉、玉ねぎ、パプリカ、エリンギはそれぞれ大きめの角切りにする。

2 フライパンを中火にかけてバターを溶かし、1を炒める。火が通ったら、ケチャップを入れて混ぜ、ごはんを加えて塩、こしょうで味を調える。

3 卵を割りほぐす。小さめのフライパンを中火で熱してオリーブ油を入れ、卵を流し入れる（2人分なら半量）。卵に火が通ってきたら2をのせ（2人分なら半量）、包みこむように返しながら器に盛り、ケチャップを添える。2人分なら同じものをもうひとつ作る。

チーズと具材をちりばめて

ピザ風目玉焼き

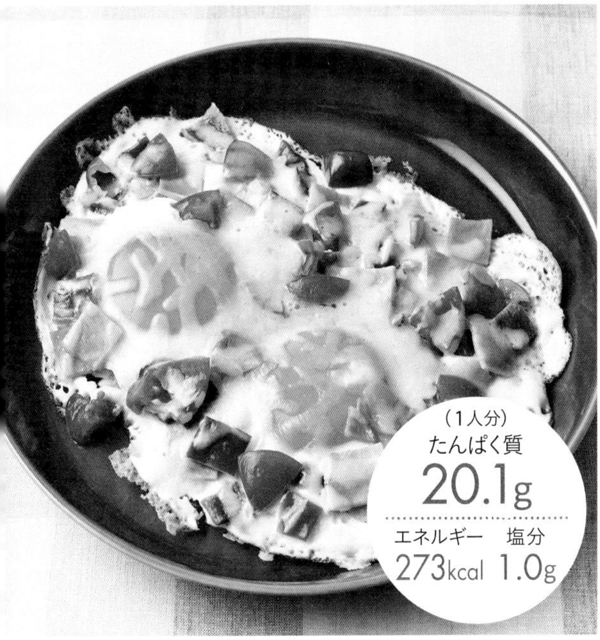
(1人分)
たんぱく質
20.1g
エネルギー 塩分
273kcal 1.0g

材料

	1人分	2人分
卵	2個	4個
ミニトマト	4個	8個
ハム	1枚	2枚
ピーマン	1/2個	1個
オリーブ油	小さじ1/2	小さじ1
こしょう	少々	少々
ピザ用チーズ	20g	40g

作り方

1 ミニトマトはへたを取って4等分に切り、ハムとピーマンは色紙切りにする。

2 フライパンを中火で熱してオリーブ油を入れ、火を止めて卵を割り入れる。白身に1を散らし、こしょうをふり、ピザ用チーズをかける。小さじ1の水（分量外）を入れてふたをし、弱火でチーズが溶けるまで蒸し焼きにする。

体が温まる具だくさんミルクスープ

チキンチャウダー

材料

	1人分	2人分
牛乳	3/4カップ	1 1/2カップ
鶏むね肉	40g	80g
こしょう	少々	少々
玉ねぎ	30g	60g
ブロッコリー	40g	80g
バター	小さじ1 1/2	大さじ1
小麦粉	小さじ2	小さじ4
水	1/3カップ	2/3カップ
コンソメスープの素(顆粒)	小さじ1/4	小さじ1/2
塩・こしょう	各少々	各少々

作り方

1 鶏肉は大きめの角切りにしてこしょうをふる。玉ねぎも大きめの角切りにし、ブロッコリーは小房に分け、さらに小さめに切る。

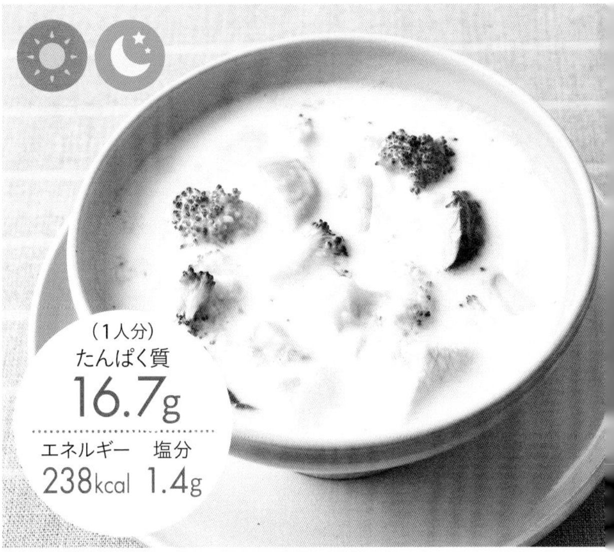
(1人分)
たんぱく質
16.7g
エネルギー 塩分
238kcal 1.4g

2 鍋を中火にかけバターを入れて溶かし、玉ねぎ、鶏肉を炒める。小麦粉を加えて焦がさないように炒め、水を加え混ぜ、コンソメを入れる。煮立ったら、ブロッコリーを加え、ふたをして弱火で7〜8分ときどき混ぜながら煮る。牛乳を加えてさらに温めて、塩、黒こしょうで味を調える。

蒸し器がなくてもラクラク作れる

茶碗蒸し

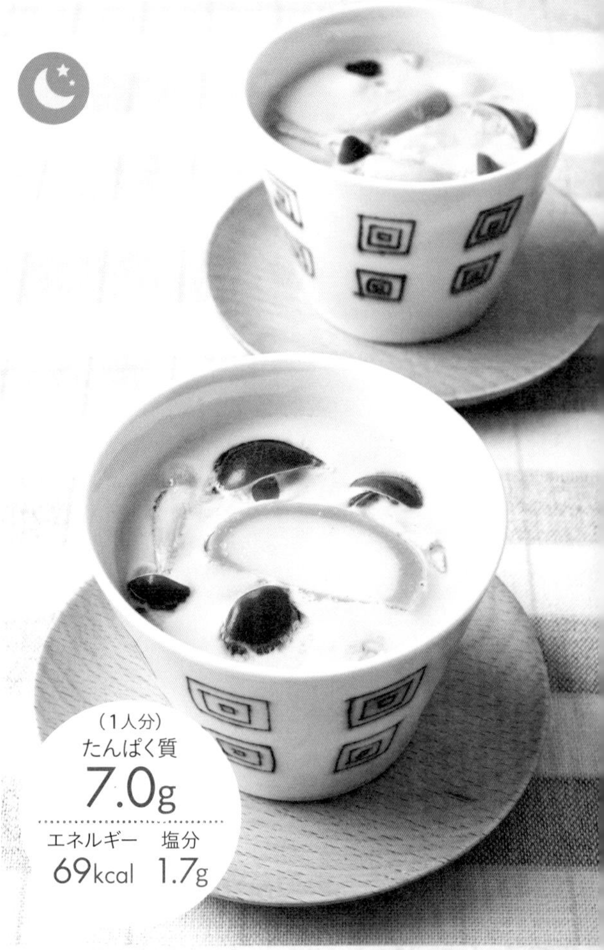

（1人分）
たんぱく質
7.0g
エネルギー 69kcal　塩分 1.7g

材料

	1人分	2人分
卵	1/2個	1個
Ⓐ だし汁	90mℓ	180mℓ
Ⓐ しょうゆ	小さじ1/4	小さじ1/2
Ⓐ 塩	少々	少々
かまぼこ	2切れ（20g）	4切れ（40g）
しめじ	20g	40g

作り方

1 卵は割りほぐし、混ぜ合わせたⒶと合わせて卵液を作る。しめじは小房に分ける。

2 器にかまぼこ、しめじを入れて卵液を注ぐ。鍋に、器の高さ1/4くらいの量の湯を沸かし、器を入れる。ふたをして強火で2分、表面が白くなるまで加熱し、ふたをとって弱火にして10分加熱する。

和風の和え物にもチーズをプラス

チーズと小松菜のわさび和え

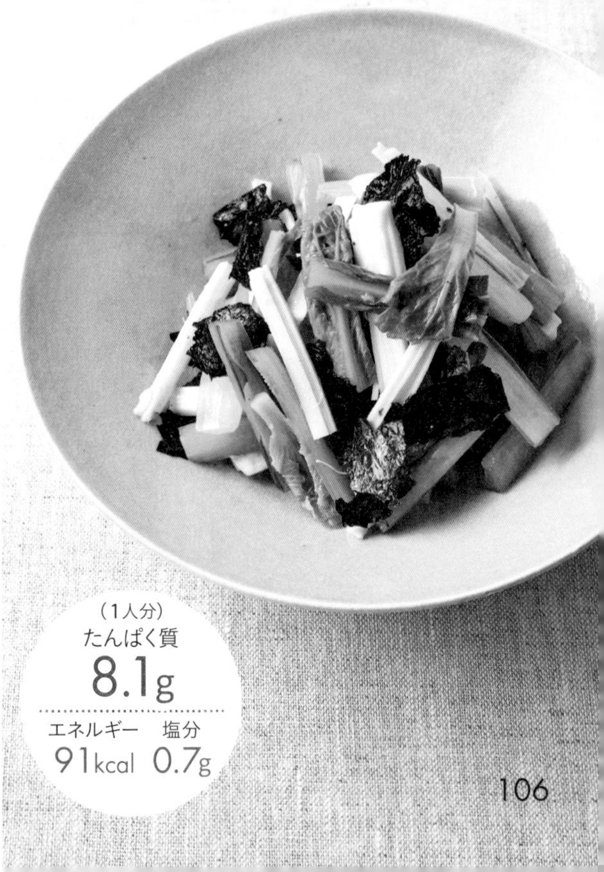

（1人分）
たんぱく質
8.1g
エネルギー 91kcal　塩分 0.7g

材料

	1人分	2人分
割けるチーズ	1本	2本
小松菜	2株（80g）	4株（160g）
Ⓐ しょうゆ	小さじ1/4	小さじ1/2
Ⓐ わさび	少々	少々
焼きのり	1/8枚	1/4枚

作り方

1 チーズは割く。小松菜はゆでて3cm長さに切る。

2 ボウルに1、Ⓐ、焼きのりを細かくちぎって入れ、混ぜ合わせる。

温泉卵とゆで野菜を和えるだけ

ほうれん草の卵しょうゆ和え

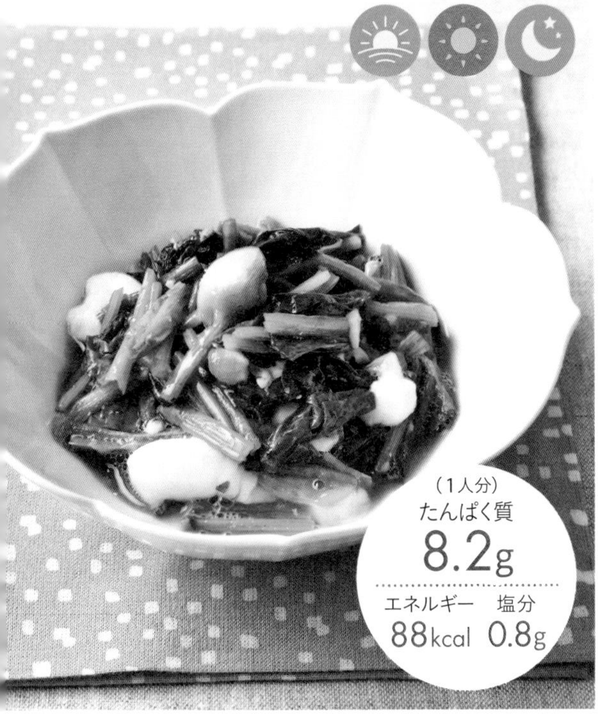
(1人分)
たんぱく質
8.2g
エネルギー 塩分
88kcal 0.8g

材料

材料	1人分	2人分
卵	1個	2個
ほうれん草	80g(1/4束)	160g(1/2束)
しょうゆ	小さじ2/3	小さじ1 1/2
かつお節	少々	少々

作り方

1 耐熱のカップ(マグカップなど)に、水1/2カップ(分量外)を入れ、卵を割り入れる。黄身に竹串などで穴をあけてラップをせずに電子レンジ(600W)で50秒加熱し、湯をきる。ほうれん草はゆでて3cm長さに切る。

2 ボウルに1を入れ、しょうゆ、かつお節を加えて混ぜ合わせる。

卵とチーズのやさしいスープ

チーズかきたまスープ

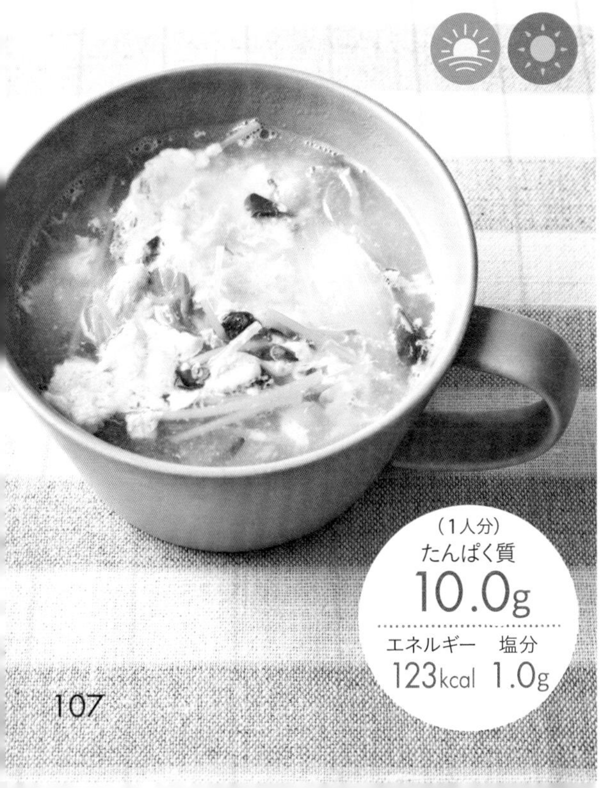
(1人分)
たんぱく質
10.0g
エネルギー 塩分
123kcal 1.0g

材料

材料	1人分	2人分
卵	1個	2個
ピザ用チーズ	10g	20g
玉ねぎ	1/8個	1/4個
豆苗	1/4パック(25g)	1/2パック(50g)
A 水	1カップ	2カップ
A コンソメスープの素(顆粒)	小さじ1/4	小さじ1/2
塩・こしょう	各軽く少々	各軽く少々

作り方

1 卵は割りほぐし、ピザ用チーズを混ぜる。玉ねぎは薄切りに、豆苗は根元を切って長さを3等分に切る。

2 鍋にAと玉ねぎを入れて中火にかけ、沸騰したら弱火で2〜3分煮る。豆苗、塩、こしょうを加えてひと煮立ちさせ、卵液を回し入れてとじる。

よく使う主な食材の1食分の
たんぱく質目安量一覧

主な肉、魚介、大豆・大豆製品、卵、乳製品と主食の1食あたりのたんぱく質、エネルギー、塩分、脂質の量を紹介します。どれも、部位や種類によってたんぱく質量は大きく違います。

鶏肉

	たんぱく質(g)	エネルギー(kcal)	塩分(g)	脂質(g)
鶏ささみ (80g)	19.1	78	0.1	0.6
鶏ひき肉皮なし (100g)	19.0	113	0.2	5.0
鶏むね肉皮つき (100g)	21.3	133	0.1	5.9
鶏もも肉皮つき (100g)	16.6	190	0.2	14.2
鶏レバー (80g)	15.1	80	0.2	2.5
鶏手羽元 (1本正味24g)	4.4	42	0.0	3.1
鶏手羽先 (1本正味25g)	4.4	52	0.0	4.1

豚肉

	たんぱく質(g)	エネルギー(kcal)	塩分(g)	脂質(g)
豚ひれ肉 (100g)	22.2	118	0.1	3.7
豚もも肉 (100g)	21.5	138	0.1	6.0
豚肩ロース肉 (100g)	17.1	237	0.1	19.2
豚ロース肉 (100g)	19.3	248	0.1	19.2
豚バラ肉 (100g)	14.4	366	0.1	35.4
豚赤身ひき肉 (100g)	21.5	138	0.1	6.0

牛肉

	たんぱく質(g)	エネルギー(kcal)	塩分(g)	脂質(g)
合いびき肉 (100g)	19.9	188	0.1	14.3
牛もも肉 (100g)	20.5	169	0.1	9.9
牛バラ肉 (100g)	12.8	381	0.1	39.4
牛サーロイン肉 (100g)	16.5	313	0.1	27.9
牛ひれ肉 (100g)	20.8	177	0.1	11.2
牛肩ロース肉 (100g)	16.5	285	0.1	25.2

加工肉

	たんぱく質(g)	エネルギー(kcal)	塩分(g)	脂質(g)
ウインナー 4本(60g)	6.9	191	1.1	18.4
コンビーフ 1/2缶(40g)	7.9	76	0.7	5.2
サラダチキン 1/4枚(25g)	6.0	29	0.3	0.3
ベーコン 1/2枚(8g)	1.0	32	0.2	3.1
ロースハム 2枚(20g)	3.7	42	0.5	2.9

魚介

	たんぱく質(g)	エネルギー(kcal)	塩分(g)	脂質(g)
甘塩鮭 1切れ(80g)	17.9	146	1.4	8.9
かじき 1切れ(100g)	19.2	139	0.2	7.6
ぶり 1切れ(100g)	21.4	222	0.1	17.6
まぐろ赤身刺身用 (40g)	9.9	61	0.0	3.0
あさり殻付 (50g)	1.2	5	0.4	0.1
えび (80g)	12.5	52	0.2	0.3
シーフードミックス (50g)	6.1	33	0.4	0.6
たこ (40g)	6.6	28	0.3	0.3
ほたて水煮 (80g)	14.1	71	0.5	1.5
あさり水煮缶 1/2缶(65g)	13.2	66	0.7	1.4
さば水煮缶 1/2缶(70g)	14.6	122	0.6	7.5
かまぼこ 2切れ(20g)	2.4	19	0.5	0.2
さつま揚げ 1枚(40g)	5.0	54	0.8	1.5
スモークサーモン (20g)	5.1	29	0.8	1.1
はんぺん 1/2枚(55g)	5.4	51	0.8	0.6

大豆・大豆製品

	たんぱく質(g)	エネルギー(kcal)	塩分(g)	脂質(g)
厚揚げ 1/2枚(100g)	10.7	143	0.0	11.3
油揚げ 1/2枚(15g)	3.5	57	0.0	5.2
大豆水煮缶 (50g)	8.3	93	0.3	4.9
豆乳 (1/2カップ)	3.6	44	0.0	2.0
納豆 1パック(40g)	6.6	76	0.0	4.0
木綿豆腐 1/2丁(150g)	10.5	110	0.0	7.4

卵

	たんぱく質(g)	エネルギー(kcal)	塩分(g)	脂質(g)
鶏卵 1個(Lサイズ 60g)	7.3	85	0.2	6.1

乳製品

	たんぱく質(g)	エネルギー(kcal)	塩分(g)	脂質(g)
ピザ用チーズ (20g)	5.2	71	0.4	5.8
粉チーズ 小さじ1(2g)	0.9	9	0.1	0.6
スライスチーズ 1/2枚(9g)	2.0	28	0.3	2.3
牛乳 1カップ(210㎖)	6.9	128	0.2	8.0
プレーンヨーグルト 大さじ2	1.1	17	0.0	0.9
さけるチーズ 1本(25g)	6.8	80	0.5	5.7

主食

	たんぱく質(g)	エネルギー(kcal)	塩分(g)	脂質(g)
ごはん 1杯(150g)	3.8	234	0.0	0.9
中華生麺 1玉(170g)	14.6	423	1.7	2.0
食パン 6枚切り 1枚(60g)	5.3	149	0.7	2.5
スパゲッティ (80g)	10.3	278	0.0	1.4
冷凍うどん 1玉(180g)	10.8	448	4.5	1.1

＜「日本食品標準成分表 2020 年版（八訂）」より算出＞

たんぱく質量順さくいん

主菜、副菜、汁物、主食のジャンル別に、たんぱく質量の多い順に並べています。たんぱく質量から献立を組み立てるときに便利です。

副菜

主菜

主食

たんぱく質量	レシピ名	ページ
34.1g	親子うどん	51
31.7g	豚肉と小松菜の焼きそば	60
30.4g	塩鮭とキャベツのスパゲッティ	38
28.5g	ほたてドリア	83
27.5g	さばトマトラーメン	32
26.7g	はんぺん入り海鮮お好み焼き	82
26.1g	大豆入りキーマカレー	94
25.0g	豚丼	61
23.8g	ごろごろオムライス	104
20.9g	納豆チャーハン	95
18.0g	ナポリタン	72
15.9g	牛肉とごぼうの混ぜごはん	68

汁物

たんぱく質量	レシピ名	ページ
18.8g	さばみそ汁	85
16.7g	チキンチャウダー	105
14.8g	豆乳豚汁	63
11.5g	鶏肉団子とチンゲン菜のしょうがみそ汁	55
10.7g	沢煮椀	63
10.0g	チーズかきたまスープ	107
9.2g	牛肉と大根、しいたけのスープ	70
8.8g	ソーセージポトフ	73
8.7g	かきたまみそ汁	30
8.7g	大豆入りミネストローネ	93
4.3g	あさりと豆腐のしょうが風味スープ	40

たんぱく質たっぷり!

献立の一例

夕食

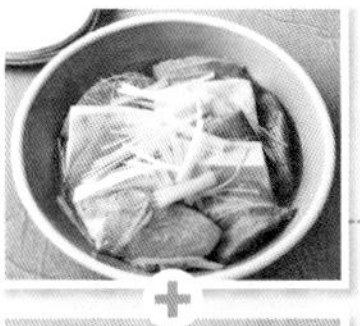

鮭と豆腐のレンジ蒸し

→ P.78

＋

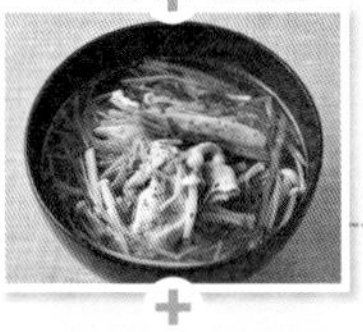

沢煮椀

→ P.63

＋

ごはん 150g

合計　たんぱく質 39.8g

昼食

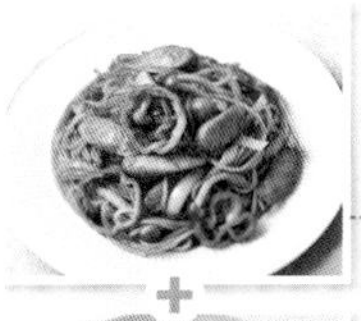

ナポリタン

→ P.72

＋

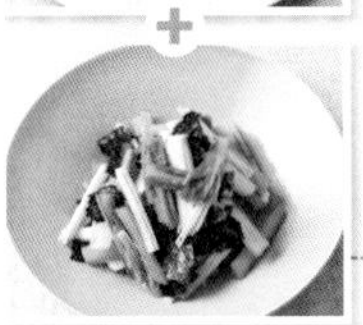

チーズと小松菜のわさび和え

→ P.106

合計　たんぱく質 26.1g

朝食

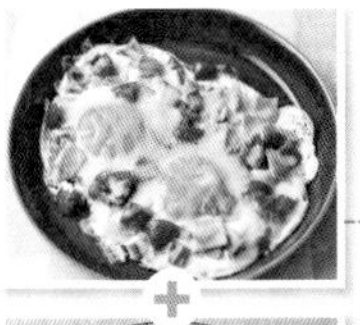

ピザ風目玉焼き

→ P.105

＋

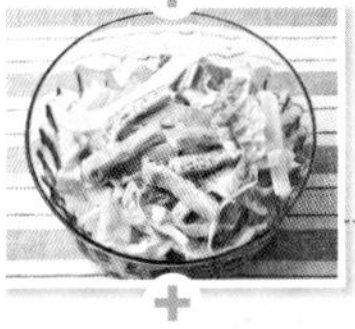

焼き油揚げと白菜のサラダ

→ P.96

＋

トースト 6枚切り1枚＋バター小さじ1

合計　たんぱく質 29.7g

1日のたんぱく質摂取量　合計 95.6g

監 修

飯島勝矢（いいじま・かつや）

東京大学 高齢社会総合研究機構 機構長
東京大学 未来ビジョン研究センター 教授
医師・医学博士

東京慈恵会医科大学卒業後、千葉大学医学部附属病院、亀田総合病院、君津中央病院、東京都東部地域病院で研鑽を積み、東京大学大学院医学系研究科加齢医学講座講師、米国スタンフォード大学循環器内科研究員などを経て、現職。専門は、老年医学、総合老年学。
健康長寿実現に向けた超高齢社会のまちづくり、地域包括ケアシステム構築、フレイル予防などを研究。『指輪っかテスト』などの市民サポーター主導型健康増進プログラム（通称フレイルチェック）を推進している。
著書に『東大が調べてわかった衰えない人の生活習慣』(KADOKAWA) など。

料理・レシピ制作

岩﨑啓子（いわさき・けいこ）

料理研究家　管理栄養士

アシスタントや保健所での栄養指導などを経て、料理研究家として独立。簡単に作れておいしく、体にやさしい家庭料理を提案している。書籍や雑誌、メニュー開発など多方面で活躍。
著書に『365日 和のおかず』（永岡書店）、『栄養バランス満点のおいしい献立』（学研プラス）など多数。

STAFF

調理アシスタント　上田浩子、近藤浩美
撮影　田中宏幸
スタイリング　宮澤ゆか
装丁・本文デザイン　FANTAGRAPH
イラスト　坂木浩子
編集協力　オフィス201（小形みちよ）

一生スタスタ歩きたいなら、たんぱく質をとりなさい

2021年6月15日　第1刷発行
2024年3月21日　第2刷発行

発行人　土屋　徹
編集人　滝口勝弘
企画編集　田村貴子
発行所　株式会社Gakken
　〒141-8416　東京都品川区西五反田 2-11-8
印刷所　大日本印刷株式会社
DTP 製作　株式会社グレン

●この本に関する各種お問い合わせ先
本の内容については、下記サイトのお問い合わせフォームよりお願いします。
　https://www.corp-gakken.co.jp/contact/
在庫については　Tel 03-6431-1250（販売部）
不良品（落丁、乱丁）については　Tel 0570-000577
　学研業務センター　〒354-0045　埼玉県入間郡三芳町上富 279-1
上記以外のお問い合わせは　Tel 0570-056-710（学研グループ総合案内）